reinhardt

Reinhardts Gerontologische Reihe
Band 38

Vicki de Klerk-Rubin

Demenz in der Familie

Validation für Angehörige

Mit 16 Abbildungen

5., aktualisierte Auflage

Ernst Reinhardt Verlag München

Vicki de Klerk-Rubin, Den Haag, Niederlande, ist Krankenschwester und Validations-Master. Zusammen mit ihrer Mutter Naomi Feil, die die Methode begründet hat, entwickelt sie Validation weiter und ist geschäftsführende Direktorin des Validation Training Institute, Vorträge weltweit.

Aus dem Englischen übersetzt von Elisabeth Brock
Fotos im Innenteil von Lena und Kate de Klerk
1.-4. Auflage erschienen unter dem Titel „Mit dementen Menschen richtig umgehen. Validation für Angehörige“

Bibliografische Information der Deutschen Nationalbibliothek

Die Deutsche Nationalbibliothek verzeichnet diese Publikation in der Deutschen Nationalbibliografie; detaillierte bibliografische Daten sind im Internet über <http://dnb.d-nb.de> abrufbar.
ISBN 978-3-497-03123-8 (Print)
ISBN 978-3-497-61578-0 (PDF-E-Book)
ISBN 978-3-497-61579-7 (EPUB)
ISSN 0939-558X
5., aktualisierte Auflage

Printed in EU
Covermotiv: © iStock.com/FredFroese. Agenturfoto. Mit Model gestellt
Satz: Bernd Burkart, www.form-und-produktion.de

Ernst Reinhardt Verlag, Kemnatenstr. 46, D-80639 München
Net: www.reinhardt-verlag.de E-Mail: info@reinhardt-verlag.de

Inhalt

Teil III

Einleitung

Dieses Buch richtet sich an Menschen, die ein desorientiertes hochbetagtes Familienmitglied betreuen. Es richtet sich an Töchter, Schwiegertöchter, Söhne, Schwiegersöhne, Ehemänner, Ehefrauen, Brüder, Schwestern, Freundinnen und Freunde, Nachbarinnen und Nachbarn sowie an andere Mitglieder einer „erweiterten Familie". Dabei spielt es keine Rolle, ob Sie sich zu Hause oder in einer Pflegeeinrichtung um die verwandte oder befreundete Person kümmern, ob Sie die gesamte Betreuung alleine oder nur einen Teil der Pflege schultern. Wenn ein Mensch, der Ihnen nahe steht, an irgendeiner Form von Demenz leidet und 70 Jahre oder älter ist, kann Ihnen dieses Buch eine Hilfe sein. Viele der Anregungen in diesem Buch lassen sich aber auch in der Betreuung jüngerer desorientierter Menschen gut umsetzen.

Validation ist eine Methode zur Kommunikation und Unterstützung hochbetagter Menschen mit Desorientierung im letzten Abschnitt ihres Lebens. Es ist nicht Ziel der Validation, den Zustand sehr alter desorientierter Menschen zu verbessern, vielmehr geht es darum, dass wir, die Pflegenden, uns verändern und uns in die persönliche Realität unseres Gegenübers einfühlen. *Wenn es uns gelingt, eine fürsorgliche, einfühlsame Beziehung herzustellen, können wir wieder neu in Kontakt treten oder auf eine neue Art kommunizieren, die uns und unserem desorientierten Angehörigen das Leben erleichtert und hilft, es erfreulicher zu gestalten.* Das ist es, was Validation denjenigen anbieten kann, die unter dem Schmerz, den Anstrengungen und der Angst leiden, die bei der Pflege verwirrter alter Menschen entstehen. Obwohl Validation keine Heilmethode ist, ist sie für Pflegende und Gepflegte von großem Wert. Für uns kann es zutiefst erfüllend sein, wenn wir ein intensives Gespräch führen, Lachen oder Weinen miteinander teilen, die letztendlich scheinbar so bizarren Verhaltensweisen verstehen. Für uns ist es ein Gefühl der Erleichterung, wenn wir nicht hartnäckig kämpfen oder uns mühen müssen, um unseren Angehörigen zu ändern. Unsere Selbstachtung wächst, je mehr wir uns der Situation gewachsen fühlen. Validation bringt den alten Menschen Linderung und gleichzeitig Achtung gegenüber ihrer Menschenwürde. Weniger Stress und das Gefühl, so, wie sie jetzt sind, geschätzt und geachtet zu werden, kommen ihnen zugute. Wenn sie ermutigt werden, über Dinge zu sprechen, die ihnen viel bedeuten, können sie mit Ihnen verbunden bleiben, anstatt sich weiter in sich selbst zurückzuziehen.

Validation erfordert nicht viel Zeit, setzt aber eine ganze Menge bei den Anwendern voraus. Um validierend zu arbeiten, müssen Sie ehrlich sein mit sich, müssen Sie sich Ihren eigenen Gefühlen stellen, fähig sein, diese für eine Weile beiseite zu lassen, und willens, sich auf die Gefühle Ihres Angehörigen einzulassen. Das ist nicht jedermanns Sache. Vielleicht kommen Sie nach der Lektüre dieses Buchs zu dem Schluss, dass Validation für Ihr desorientiertes Familienmitglied gut sein mag, jedoch nichts ist, was Sie, die Pflegeperson, praktizieren möchten. Jedoch kann auch ein passives Verständnis für die Theorien und Ziele der Validation Ihre Haltung gegenüber dem Angehörigen und Ihrer Situation beeinflussen und Ihren Umgang mit beiden verbessern. Auch wenn Validation in die professionelle Pflege eines geliebten Menschen integriert wird, ist es für die Familienmitglieder und für den alten Menschen wertvoll, wenn Sie die Grundprinzipien der Validation verstehen.

Dieses Buch will Sie nicht alles über Validation lehren, sondern Ihnen einen Einstieg bieten, was möglicherweise genügt, um Ihnen einen völlig neuen Weg des Zusammenlebens mit Ihrem desorientierten Familienmitglied zu eröffnen.

In Teil I führe ich grundlegend in die Prinzipien und die Theorie der Validation ein. Dabei werden nicht sämtliche theoretischen Aspekte der Validation erläutert, doch immerhin so viel erklärt, dass Sie sich realistische Ziele setzen und eine geeignete emotionale Grundhaltung einnehmen können. Im Anschluss daran werde ich die Bedeutung des Verhaltens und den Sinn hinter dem Verhalten desorientierter hochbetagter Menschen näher betrachten. Es folgt eine Beschreibung „Schritt für Schritt“, wie Sie Validation mit Ihrem desorientierten Familienangehörigen einsetzen können. In Teil III finden Sie mehrere typische Szenarien zwischen Angehörigen und desorientierten Familienmitgliedern, die zeigen, wie Validation jeweils eingesetzt wurde. Auf jede Szene folgt ein Kommentar, der Ihnen spezifische Hilfestellung für den Umgang mit schwierigen Situationen geben soll.

Die Validationsmethode geht auf die amerikanische Gerontologin Naomi Feil (geb. 1932) zurück. Sie hat festgestellt, dass die überkommenen Methoden in der Praxis nicht funktionierten. Daraufhin begann sie zu experimentieren und kam durch Versuch und Irrtum auf eine Reihe von Ideen, Theorien und Techniken, die sie im Laufe der Zeit zu einer in sich stimmigen Methode zusammenfügte. Heute wird Validation in Krankenhäusern, Pflegeheimen und von kommunalen Pflegehelfern in Nordamerika, Europa, Australien, China und Japan angewandt. Naomi Feils Bücher „Validation" (engl. 1982, 1992, 2003) und „Validation in Anwendung und Beispielen" (engl. 1993, 2004) sind beide weit verbreitet und wurden in neun Sprachen übersetzt. Einführende Lehrvideos sind in verschiedenen Sprachen erhältlich und werden in vielen Institutionen und Schulen eingesetzt, um das Personal für diese Art humanistischen Arbeitens mit älteren Erwachsenen, die mit kognitiven Einschränkungen leben, auszubilden und zu sensibilisieren. Naomi Feil trat mehrmals in Fernsehen und Rundfunk in den Vereinigten Staaten, Europa und Japan auf. 15 000 professionelle Pflegekräfte und Laien nahmen jährlich an ihren Workshops in aller Welt teil.

Seit den 1980er Jahren bietet das „Validation Training Institute" (VTI) Ausbildungsgänge mit Abschlusszertifikaten und Kurse gemäß internationaler Qualitätsstandards an. Die Zertifikate werden von vielen professionellen Institutionen und Behörden anerkannt. Das VTI arbeitet mit einem internationalen Netzwerk Autorisierter Validationsorganisationen (AVO). Bei den AVO's können Sie weitergehende Informationen einholen und Unterstützung bekommen, Näheres über Validationskurse am Ort oder die Namen von Validationsanwenderinnen oder Validationsanwendern in Ihrer Nähe erfahren. (Siehe http://vfvalidation.org für weitere Informationen.)

Teil I
Was geschieht mit verwirrten hochbetagten Menschen?

Alzheimer-Demenz und Desorientierung: Was verbirgt sich hinter einem Wort?

Auch ohne Blick auf die Statistiken ist wohl allen klar, dass die steigende Zahl alter Menschen, die an irgendeiner Form von Demenz leiden, eine der größten Herausforderungen des Gesundheitssystems darstellt. Wir werden nicht nur älter als je zuvor in der Geschichte, auch der Anteil der über 65-Jährigen hat sich erhöht. Vor nur 50 Jahren lag die durchschnittliche Lebenserwartung bei 70,6 Jahren, heute beträgt sie 81 Jahre (World Bank). Dieser Anstieg ist vor allem der verbesserten und besser zugänglichen medizinischen Versorgung zu verdanken, dem Fortschritt in der Medizintechnik und der gesünderen Lebensführung vieler Menschen. Noch im Jahr 1950 waren Tuberkulose und „Altersschwäche" recht häufige Todesursachen. Heute tauchen diese Begriffe nicht mehr auf. Unsere Gesellschaft weist eine neue, bedeutende Bevölkerungsgruppe auf, nämlich die über 80-Jährigen. In allen gesellschaftlichen Bereichen mehren sich die Anzeichen, dass es uns schwer fällt, die besonderen Bedürfnisse der Menschen in diesem Lebensabschnitt zu verstehen und zu befriedigen.

Mit dieser Veränderung in der Bevölkerungsstruktur geht eine Steigerung der Zahl derer einher, die an einer Form der Alzheimer-Demenz erkranken. In Deutschland haben heute ca. 1.5 Millionen Personen eine durch die Alzheimer-Krankheit ausgelöste Demenz, wobei von einer Verdoppelung dieser Zahl in den kommenden 50 Jahren ausgegangen wird (Alzheimer Gesellschaft). Ich fand keine Angaben über die Zahl der Menschen, bei welchen Alzheimer-Demenz diagnostiziert wurde, aus der Zeit vor 1990, weil diese Diagnose damals offiziell nicht gestellt wurde. Was bedeutet das? Heißt es, dass sich die Erkrankung ausbreitet, dass einfach mehr Menschen an der Alzheimer-Krankheit leiden? Könnte es sein, dass diese Diagnose aufgrund neuer medizintechnischer Möglichkeiten leichter zu erhärten ist und deshalb mehr Menschen korrekt diagnostiziert werden, oder hat sich der Begriff „Alzheimer-Krankheit" verändert, weshalb inzwischen mehr Menschen mit ähnlichen Symptomen in diese diagnostische Kategorie passen?

> Mit 51 Jahren fing Frau D. an, Dinge des Alltagslebens zu vergessen. Zudem verdächtigte sie ihren Mann, Affären zu haben, und wurde extrem eifersüchtig. Obwohl er ihr tatsächlich keinerlei Anlass gab, machte sie ihm wütende Vorwürfe. Sie verirrte sich in der eigenen Wohnung, trug ohne erkennbaren Sinn Sachen hin und her und versteckte sie. Manchmal dachte sie, dass sie ermordet würde, und fing an zu schreien. Daraufhin wurde sie in eine entsprechende Institution eingewiesen. Dort änderte sich ihr Verhalten; sie wurde zunehmend hilflos sowie zeitlich und örtlich desorientiert. Sie trug Teile des Bettzeugs mit sich herum, rief nach ihrem Mann und ihrer Tochter und hatte akustische Halluzinationen. Ihr Zustand verschlechterte sich kontinuierlich, bis sie nach viereinhalb Jahren starb. Am Ende ihres Lebens lag sie in fötaler Haltung da, war völlig in sich gekehrt und reagierte nicht mehr auf ihre Umgebung. Sie starb im Alter von 55 Jahren. Das geschah vor 100 Jahren.

Alois Alzheimer war ein deutscher Pathologe, geboren 1864 in Marktbreit in Bayern. Er arbeitete in dem Krankenhaus, in welchem Frau D. ihre letzten Jahre verbrachte, und entwickelte dort neue Hilfsmittel und Techniken zur Untersuchung von Gehirnzellen. Sein Ziel: Er wollte herausfinden, welche abnormen Strukturen im Gehirn mit verschiedenen neurologischen und psychiatrischen Erkrankungen korrelieren. Zusammen mit seinen Kollegen Franz Nissl und Emil Kraepelin publizierte er eine sechsbändige Enzyklopädie, die „Histologischen und histopathologischen Arbeiten über die Großhirnrinde". Im Jahr 1906 präsentierte Dr. Alzheimer erstmals seine Forschungsarbeiten zu der Krankheit, die schließlich nach ihm benannt wurde (Alzheimer/Nissl). Alzheimer führte bei Frau D. eine Autopsie durch und entdeckte Folgendes: Das Gehirn von Frau D. wies „auffällige Veränderungen der Filamente (Teile der Nervenzellen des Gehirns) und eine eigenartige Substanz in der Hirnrinde auf. An Stelle normaler Zellen lagen eine oder mehrere Fibrillen, die durch ihre Dicke und Färbbarkeit auffielen … Der

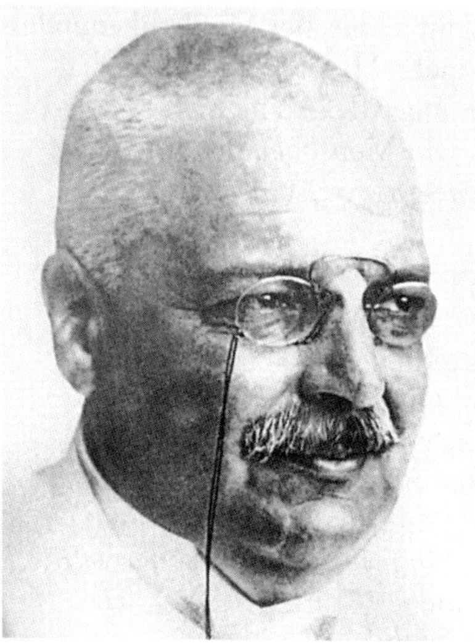

Abbildung 1:
Alois Alzheimer (1864–1915)

Kern und die Zelle waren desintegriert, weshalb nur eine Fibrillenmasse die Stelle der Ganglionzelle anzeigte … Das ganze Gehirn, insbesondere jedoch die oberen Schichten, war von miliären (hirsekornähnlichen) Zentren bedeckt, die von einer ungewöhnlichen Substanz gebildet wurden … Die Gliazellen waren fibrös und viele Gliazellen wiesen Fettablagerungen auf … wir hatten es offensichtlich mit einer bislang nicht identifizierten Krankheit zu tun." (Alzheimer 1907) Die Fettablagerungen wurden später „Plaques" genannt, die Verfilzungen „Alzheimer-Degenerationsfibrillen". Das sind die organischen Leitsymptome der Alzheimer-Krankheit.

In Abbildung 2 ist eine gesunde Nervenzelle des Gehirns abgebildet und eine Nervenzelle mit „Alzheimer-Plaques und Alzheimer-Degenerationsfibrillen". Das Gehirn besteht aus Nervenzellen (Neuronen), die alles regulieren was wir tun, angefangen von den wichtigsten Körperfunktionen (Atem, Herzschlag, Stoffwechselfunktionen), unseren automatischen Reaktionen (Lidschlag), bis zu unserem bewusst gesteuerten Verhalten (in ein Geschäft gehen, um eine Zeitung zu kaufen).

Hundert Jahre nach Alois Alzheimers erster Publikation seiner wissenschaftlichen Erkenntnisse ist der Krankheitsprozess besser erforscht und dokumentiert. Es tut sich auf diesem Gebiet sehr viel; regelmäßig werden neue Informationen veröffentlicht. Es ist jedoch nicht Ziel dieses Buchs, die Leserschaft mit theoretischen Informationen über die Alzheimer-Krankheit zu versorgen. Diese Informationen können einer Reihe von Quellen entnommen werden, die im Anhang aufgelistet sind. Wenig Fortschritte gab es allerdings im diagnostischen Prozess. Wissenschaftlerinnen und Wissenschaftler der UCLA (University of California in Los Angeles) haben im Jahr 2001 durch Einsatz eines neuen chemischen

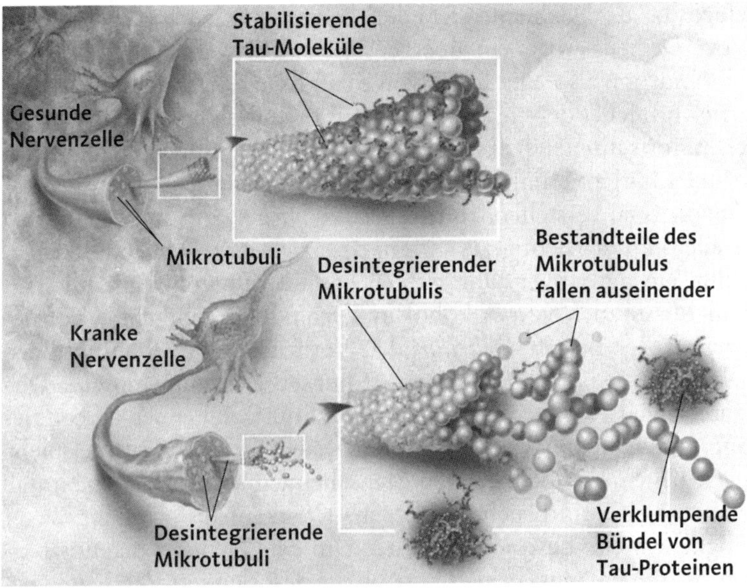

Abbildung 2:
Gesunde Nervenzelle und Nervenzelle mit Alzheimer-Plaques und Alzheimer-Degenerationsfibrillen (The Alzheimer's Disease Education and Referral Center, a service of the National Institute of Aging, U.S.A.)

Markers, des FDDNP genannten „Suchmoleküls", eine Methode zur Identifizierung der sogenannten „Alzheimer-Plaques" oder amyloiden Plaques entwickelt. Das künstliche, radioaktiv markierte Molekül setzt sich an den Plaques ab und ist dann bei der PET (Positronen-Emissionstomographie) zu erkennen. Dieses Verfahren könnte sich künftig als wichtiges diagnostisches Instrument erweisen. Es gibt aber auch Überraschungsbefunde. Wissenschaftliche Studien haben ergeben, dass manche Menschen, die bis zu ihrem Tod voll orientiert waren, bei der Autopsie erhebliche Gehirnschädigungen aufwiesen, das Gehirn anderer, gänzlich desorientierter Menschen dagegen relativ geringe Schäden hatte. Offenbar spielen noch andere Faktoren eine Rolle, die mitbestimmen, ob eine Person im höheren Lebensalter desorientiert wird.

Damit kommen wir zur nächsten Frage: Was ist die Alzheimer-Krankheit und wie wird der Begriff verwendet? Oft werden sämtliche Personen, die an irgendeiner Form von Demenz leiden, unterschiedslos als „Alzheimer-Kranke“ bezeichnet. Doch auch mit dem Wort *Demenz* wird ein übergeordneter Sachverhalt beschrieben, ein Syndrom, also eine Reihe von Symptomen. Die meisten Psychiatrielehrbücher definieren Demenz als organisch bedingten, chronischen, fortschreitenden Verlust kognitiver Funktionen. Gedächtnis, Denken, Orientierung sind offensichtlich beeinträchtigt, ebenso die Fähigkeit, zu verstehen, zu rechnen, zu lernen, zu sprechen und zu urteilen. Es ist wichtig zu wissen, dass zwischen Demenz und Delirium ein gewaltiger Unterschied besteht. Obwohl er häufig mit dem Missbrauch von Alkohol in Verbindung gebracht wird, bezeichnet der Begriff *Delirium* den Verlust kognitiver Funktionen (aller oben genannten) über einen kurzen Zeitraum hinweg. Den Unterschied zwischen Demenz und Delirium zu kennen ist von Belang, weil manchmal Fehldiagnosen gestellt werden. Tritt beispielsweise bei einem hochbetagten Menschen ein medizinischer Notfall ein, etwa ein Hüftbruch, wird er ins Krankenhaus gebracht, wo er möglicherweise desorientiert wird. Um eine Demenz diagnostizieren zu können, muss geklärt sein, ob das desorientierte Verhalten bereits vor dem Unfall vorhanden war oder nicht. Wenn Menschen mit einer traumatischen Situation konfrontiert sind, werden sie nicht selten verwirrt, erregt, emotional überdreht oder depressiv. Das ist eine Reaktion auf ein ungewöhnliches Ereignis; das Verhalten wird nicht durch einen Abbau des Gehirns ausgelöst. Das Personal in den Notaufnahmen von Krankenhäusern ist oft nicht ausreichend informiert und kann Demenz und Delirium nicht unterscheiden, weshalb eine Patientin oder ein Patient dann oft fälschlicherweise das Etikett „Demenz“ verpasst bekommt. Inzwischen gibt es Hinweise, dass man in den Notaufnahmen von Krankenhäusern dieses Problem erkannt hat. Um derlei Fehldiagnosen zu verhindern, werden bei medizinischen Notfällen zunehmend geriatrische Fachkräfte hinzugezogen.

Auch ein älterer Mensch, der einen leichten Schlaganfall hatte, erhält manchmal eine falsche Diagnose. Neben anderen Symptomen tritt beim Gehirnschlag ein seltsam verändertes Verhalten oder Delirium ein. Meist ist das Delirium akut, setzt also unmittelbar nach dem Schlagereignis ein (also keine allmähliche Verschlechterung des Zustands) und klingt mit der Zeit wieder ab. Kleinere Schlaganfälle werden oft überhaupt nicht bemerkt und nicht als solche diagnostiziert. Vielleicht fühlt sich der oder die Betroffene beim Aufwachen etwas seltsam, ein wenig schwach und verwirrt. Dann liegt es nahe, den Zustand einem Virus, Schlafmangel, einer schlechten Tagesform o. ä. zuzuschreiben. Oft werden die Symptome behandelt, ohne das Gesamtbild zu betrachten. Eine Behandlung mit Psychopharmaka oder gar mit hochdosierten Antibiotika kann die Desorientierung noch verstärken. Die Spirale von Symptomen – Behandlung – Symptomen – Behandlung kann dazu führen, dass sich die Kranken mehr und mehr zurückziehen.

In seiner neuesten Ausgabe entfernt sich das Diagnostische und Statistische Manual Psychischer Störungen (DSM-5), das von der American Psychiatric Association (deutsche Ausgabe: Falkai et al. 2018) veröffentlicht und weltweit umfassend eingesetzt wird, vom Wort „Demenz" und verwendet stattdessen den Begriff „Neurokognitive Störungen" (NCS bzw. engl. NCD; Neurocognitive Disorders). Es gibt nun diagnostische Kriterien für leichte oder schwere neurokognitive Störungen, nämlich Nachweis einer leichten bzw. deutlichen Verringerung der kognitiven Leistung gegenüber dem vorherigen Niveau in einem oder mehreren kognitiven Bereichen (komplexe Aufmerksamkeit, Exekutivfunktionen, Lernen und Gedächtnis, Sprache, perzeptuell-motorische oder soziale Kognition). Diese kognitiven Verluste betreffen die Fähigkeit, Alltagshandlungen auszuführen, und werden nicht von einem Delir verursacht. Das DSM unterscheidet außerdem zwischen „mit und ohne Verhaltensauffälligkeiten"; der Schweregrad von leicht oder schwer basiert auf der Alltagskompetenz einer Person. Die folgende Liste enthält verschiedene Formen neurokognitiver Störung (DSM-5; Falkai et al. 2018), viele Symptome sind ähnlich:

- Alzheimer-Krankheit
- Frontotemporale Demenz
- Lewy-Body-Krankheit
- Vasculäre Demenz
- Huntington-Krankheit
- Parkinson-Krankheit
- HIV-Infektion
- Induzierte, irreversible Demenz (durch jahrelangen Drogenmissbrauch oder als Reaktion auf ein Medikament oder Toxin; viele betagte Menschen reagieren auf die Gabe von Medikamenten sehr stark und äußerst sensibel. Was für Personen im mittleren Lebensalter eine angemessene Dosierung ist, kann bei älteren eine „Vergiftung" auslösen.)
- Andere Erkrankungen

Die meisten dieser Krankheiten oder Leiden sind mit spezifischen Untersuchungen zu diagnostizieren, z. B. mit Blut- und Urinanalysen, Röntgenaufnahmen des Brustkorbs, Elektrokardiogramm, Computertomografie, Kernspinresonanztomografie).

Laut DSM-5 wird eine durch die Alzheimer-Krankheit hervorgerufene neurokognitive Störung durch genetische Tests oder den klaren Nachweis eines Gedächtnisabbaus und zusätzlich der fortschreitenden Verringerung mindestens einer anderen kognitiven Funktion diagnostiziert. Zusätzlich muss ausgeschlossen sein, dass es eine andere identifizierbare Ursache für den kognitiven Abbau gibt. In diesem Buch wird nicht von „frühem" oder „spätem" Beginn der Erkrankung gesprochen, sondern von möglicher oder wahrscheinlicher NCD aufgrund einer Alzheimer-Krankheit.

Auch wenn diese Art der Diagnose einfacher ist, berücksichtigt ein Validationsassessment stärker psychosoziale Faktoren. Naomi Feil, die die Methode der Validation entwickelt hat, sah bedeutende Unterschiede zwischen einem 40-, 50- oder 60-Jährigen und einer Person, die 80 Jahre oder älter ist, auch wenn bei beiden eine Verringerung der kognitiven Leistung auftrat. Sie sprach von „altersangemessenem Abbau". Wie Ihre Haarfarbe, Seh- und Hörfähigkeit, Muskelmasse und -spannung, Heilungsfähigkeit und Hautstraffheit verändert sich auch Ihr Gehirn, wenn es altert. Ein gewisser kognitiver Abbau ist vielleicht normaler Bestandteil von Hochaltrigkeit. Wenn er in früherem Alter beginnt, ist er nicht normal.

Wenn Angehörige den Verdacht haben, dass irgendetwas nicht stimmt mit der nahestehenden Person, wenn sie befürchten, es könnte die Alzheimer-Krankheit sein, suchen sie oft zuerst den Hausarzt oder die Hausärztin auf. Diese führen meist drei Arten des Assessments durch: Sie erheben die medizinische Anamnese, machen eine körperliche Untersuchung, veranlassen Labortests und beurteilen schließlich mit Hilfe des sogenannten Mini Mental State Tests (MMST) die geistige Leistungsfähigkeit des Patienten oder der Patientin. Oft werden die betreuenden Angehörigen gefragt, ob ihnen Veränderungen oder besorgniserregende Symptome aufgefallen sind, Arzt oder Ärztin erkundigen sich nach den Alltagsgewohnheiten, ob die Symptome gleich geblieben sind oder sich im Laufe der Zeit verstärkt haben und ob sie die Aktivitäten des Lebensalltags beeinträchtigen. Vielleicht werden die Angehörigen auch nach der medizinischen Vorgeschichte der Familie gefragt, einschließlich psychische Erkrankungen und Demenz, nach der medizinischen

Vorgeschichte der oder des Kranken, nach dem sozialen und kulturellen Hintergrund sowie allen rezeptpflichtigen und rezeptfreien Medikamenten, nach der Einnahme von Vitaminpräparaten, Mineralien und Pflanzenpräparaten. Die körperliche Untersuchung und die Laboruntersuchungen sollen folgende Punkte umfassen:

- Körperliche Untersuchung auf möglicherweise vorliegende organische Erkrankungen, etwa Herzinsuffizienz oder Diabetes, die zu einer kognitiven Beeinträchtigung führen.
- Neurologische Untersuchung zur Identifikation einer Parkinson-Krankheit, eines Schlaganfalls, Tumors oder eines anderen organischen Leidens, das Gedächtnis und Denkvermögen negativ beeinflussen kann.
- Eine besondere Untersuchung des Kopfs und Gehirns durch Computertomografie (CT) oder Magnetresonanztomografie (MRT), um eine Schrumpfung (Atrophie) der für das Gedächtnis zuständigen Teile des Gehirns, einen Gehirnschlag oder Flüssigkeitsansammlung im Gehirn (Hydrozephalus) feststellen zu können.
- Blut- und Urinuntersuchungen, um mögliche Schilddrüsenprobleme, eine Anämie, ungünstige Medikamentendosen oder Infektionen zu erkennen.
- Elektrokardiogramm zur Aufzeichnung der Herzströme,
- eine Röntgenaufnahme des Brustkorbs.

Der Mini Mental State Test besteht aus einer Reihe von Fragen sowie aus einigen schriftlichen Tests, die über die zeitliche und örtliche Orientierung der Person informieren, aber auch über Gedächtnisprobleme, die Fähigkeit, einfache Rechenaufgaben zu lösen, zu schreiben und zu zeichnen, Auskunft geben sollen. In manchen Fällen wird Ihr Familienmitglied zur weiteren Abklärung an einen Neurologen, eine Neurologin, oder eine Fachkraft für Gerontopsychologie überwiesen werden.

Die Alzheimer-Krankheit kann nicht geheilt werden. Viele Medikamente auf dem Markt sind jedoch geeignet, den degenerativen Prozess zu verlangsamen, und können das Leben von Menschen mit der Alzheimer-Krankheit tatsächlich verlängern. Frau D., die erste Alzheimer-Patientin, lebte noch viereinhalb Jahre. Heute können zwischen der Diagnose und den letzten Stadien der Erkrankung zehn Jahre liegen. Erfahrene und aufmerksame Fach-

Ältere Menschen mit Verringerung ihrer kognitiven Fähigkeiten:

- Die Desorientierung beginnt sehr viel später im Leben, meist nach dem 80. Lebensjahr.
- Die Desorientierung schreitet nicht immer fort und führt auch nicht immer zum Tod.
- Oft bleibt das Sprechvermögen intakt.
- Der Gang kann graziös, entschlossen, traumwandlerisch, ziellos usw. sein.
- Der Gesichtsausdruck variiert, ist häufig von Emotionen geprägt.
- Mit verstärkter Desorientierung steigert sich der Ausdruck von Gefühlen.

Jüngere Menschen mit Verringerung ihrer kognitiven Fähigkeiten:

- Die Desorientierung beginnt früh, meist mit Anfang 50 bis in die 70er.
- Die Desorientierung schreitet fort und führt zum Tod.
- Das Sprechvermögen verschlechtert sich rapide; diese Menschen verlieren oft sehr schnell die Fähigkeit, mit anderen verbal zu kommunizieren.
- Der Gang jüngerer Erwachsener mit Alzheimer-Erkrankung ist oft steif, roboterartig und ziellos.
- Jüngere Erwachsene mit Alzheimer-Krankheit haben oft einen maskenhaften Gesichtsausdruck, in späteren Stadien drückt ihre Mimik kaum mehr Gefühle aus.
- Sie drücken mit Fortschreiten der Krankheit ihre Gefühle immer seltener aus.

kräfte, die täglich mit desorientierten alten Menschen arbeiten, können oft Unterschiede zwischen jüngeren und älteren Menschen mit Alzheimer anhand physischer Merkmale wie dem Gang, der Kopfhaltung, der Art, Blickkontakt aufzunehmen, dem Gesichtsausdruck und Sprechen erkennen.

Naomi Feil nennt ältere Menschen mit sich verringernden kognitiven Fähigkeiten, die oft die Diagnose Alzheimer-Krankheit oder NCD/NCS verursacht durch Alzheimer-Krankheit haben, „desorientierte sehr alte" (engl. „old-old") Menschen. Sie verwendet bewusst das Wort „desorientiert". Das Wort „Demenz" kommt aus dem Lateinischen, „de" bedeutet soviel wie „weg von", und „mens" bedeutet Geist/Verstand. Naomi Feil ist der Meinung, dass desorientierte Hochbetagte nicht „weg vom Geist" oder „ohne Verstand" sind, vielmehr verstärkt in ihrer eigenen geistigen Welt leben, die sich häufig von der allgemein akzeptierten Wirklichkeit unterscheidet. Was wir als „Realität" betrachten, ist natürlich von unseren persönlichen Wahrnehmungen bestimmt. Jeder Mensch sieht die Welt anders, es gibt jedoch allgemein akzeptierte Normen, die größtenteils auf gesellschaftlich akzeptierten Überzeugungen und Wertvorstellungen beruhen. In der Validationstheorie (die später sehr detailliert erläutert wird) gilt Desorientiertheit als die Unfähigkeit einer Person, mit den altersbedingt zunehmenden körperlichen, sozialen und psychologischen Verlusten umzugehen. Diese Unfähigkeit, sich mit Ausfällen und Einbußen zu arrangieren, führt zu Isolierung, Rückzug und Sich-Hineinversetzen in die Vergangenheit. Die Vergangenheit wird wichtiger und lebendiger als die Gegenwart. Sie ist bedeutungsvoller, tröstlicher oder bedrängender. Mit anderen Worten: Das Wetter von heute oder die Tagesereignisse bedeuten vielen sehr alten Menschen weniger als das, was sie früher, etwa im Zweiten Weltkrieg, erlebt haben. So kommt es, dass Erlebnisse der Vergangenheit zur Gegenwart werden.

Angehörige müssen unbedingt erkennen, dass ein großer Unterschied besteht zwischen Menschen mit früh einsetzender Alzheimer-Krankheit und den desorientierten sehr alten Menschen (mit neurokognitiver Störung verursacht durch spät einsetzende Alzheimer-Krankheit), deren Desorientierung einen völlig anderen Ursprung hat. Ungeachtet der Tatsache, dass Ihr Verwandter die Diagnose „Alzheimer-Krankheit" bekommen hat, sollten Sie prüfen, wie die Diagnose zustande kam, Ihr Familienmitglied beobachten und versuchen, herauszufinden, ob ihr oder sein Verhalten eher dem früh einsetzenden oder mehr dem spät einsetzenden Typ entspricht. Validation, als eine Kommunikationsmethode und eine Methode zur Herstellung von Beziehung, kann in beiden Fällen hilfreich sein, wobei sie bei desorientierten sehr alten Menschen weit besser funktioniert und zu deutlich positiveren Ergebnissen führt.

Wenn Ihre Familie betroffen ist: Füreinander da sein und mit den eigenen Gefühlen richtig umgehen

Wenn Familien erfahren, dass Mutter, Vater, Partner oder Partnerin, Freund, Freundin, Schwester oder Bruder „Alzheimer“ hat, werden die meisten Familienmitglieder von einer Gefühlslawine überrollt. Es stellt sich Erleichterung ein, weil die Ursache des seltsamen Verhaltens endlich bekannt ist, aber auch Angst vor dem Verlust des nahestehenden Menschen, Hoffnungslosigkeit, weil man eine Verbesserung nicht für möglich hält, und Hilflosigkeit, weil man nicht weiß, was tun. Das Herz wird immer wieder von Wut, Frustration, Sorge, ja sogar Verzweiflung heimgesucht. Das ist völlig normal! Es handelt sich hier um völlig angemessene Reaktionen. Bitte akzeptieren Sie sie. Seien Sie ehrlich mit sich, seien Sie nett zu sich. Eines der wichtigsten Prinzipien von Validation ist, dass sich Gefühle wie Wut, Trauer und Schmerz abschwächen, wenn sie ausgedrückt werden. Wenn Sie versuchen, solche Gefühle zu unterdrücken, werden sie stärker. Aus unterdrückten, oder „runtergeschluckten“ Gefühlen, denen nicht gestattet wird, nach außen zu dringen, werden „emotionale Geschwüre“. Sie schwären unter der Haut und bilden schließlich einen Abszess. Wenn die „Wunde gereinigt“ ist, fühlen Sie sich besser. Wie bei einem Geschwür besteht die richtige Behandlung in regelmäßiger Reinigung der Wunde und dem Auflegen eines frischen Verbands, solange, bis sie sich schließt. Das Offenlassen der Wunde ist der nächste Schritt. Wenn sich Narbengewebe bildet, ist die Wunde geheilt. Die Stelle wird immer verändert sein, vielleicht mehr oder weniger empfindlich, vielleicht verfärbt oder von anderer Beschaffenheit. Wie auch immer, Sie tragen die Sache Ihr ganzes weiteres Leben mit sich herum. Mit emotionalen Wunden verhält es sich ähnlich. Sie müssen durch den Ausdruck von Gefühlen regelmäßig gereinigt, dann wieder in Ruhe gelassen werden. Das geschieht nicht durch einen einmaligen, gewaltigen Gefühlsausbruch, sondern immer wieder, wenn sich Emotionen angestaut haben. Das Zusammensein und Reden mit anderen Menschen, die ähnliche Erfahrungen gemacht haben, hilft. Es ist ungeheuer wichtig, einen Menschen im Leben zu haben, bei dem Sie sich aussprechen können. Manchen Menschen ist mit irgendeiner Form von Beratung sehr gedient, einfach weil sie dabei ihren Gefühle in einer sicheren Umgebung freien Lauf lassen können. Und darum geht es. Das ist der erste Schritt in Ihrem eigenen Behandlungsplan. Nehmen Sie Ihre Bedürfnisse ernst.

Es mag wie ein altmodischer, mütterlicher Rat klingen: Sorgen Sie für eine gute Ernährung und ausreichend Schlaf. Nehmen Sie ausgewogene Mahlzeiten zu sich, Zucker und Koffein nur in Maßen. Trinken Sie genug Wasser, mindestens eineinhalb Liter pro Tag. Die meisten Erwachsenen brauchen 7–8 Stunden Schlaf. Wenn Sie am Tag sehr aktiv sind und nachts nur sechs Stunden geschlafen haben, leiden Sie womöglich unter Schlafmangel und sind weniger leistungsfähig. Versäumen Sie nicht, sich ruhige Momente zu organisieren, die Ihrer Entspannung dienen. Eine Viertelstunde in der Badewanne oder bei Ihrer Lieblingsmusik kann genau die benötigte Pause zur Regenerierung der Kräfte sein. Sie können Ihrem desorientierten Angehörigen nur helfen, wenn Sie selbst im Gleichgewicht sind. Manchmal werden Sie den Eindruck haben, dass einfach die Zeit nicht reicht, um an sich selbst zu denken. Wenn Ihr Verwandter Sie die Nacht über wach gehalten hat oder wenn Sie den ganzen lieben, langen Tag ein wachsames Auge auf ihn oder sie haben müssen, mag es unmöglich scheinen. Am Ende dieses Abschnitts finden Sie praktische Tipps und Anregungen zum Umgang mit solchen Situationen. Nachdem Sie angefangen haben, Validation einzusetzen, werden Problemlagen hoffentlich seltener auftreten und leichter zu bewältigen sein.

Was Ihre eigenen Gefühle angeht, so besteht der wichtigste und zugleich schwierigste Schritt darin, die desorientierte nahestehende Person so zu akzeptieren, wie sie nun einmal ist. Dabei spielt es keine Rolle, ob sie an einer früh oder einer spät einsetzenden Demenz vom Alzheimer-Typ leidet. Niemand kann von ihr erwarten, dass sie wieder „normal" wird. Die Norm hat sich verändert. Wenn Sie hoffen, dass sich das Verhalten des Ihnen nahestehenden Menschen so verändert, wie sie ihn haben wollen, und wenn Sie sich dafür einsetzen, müssen Sie sich auf eine Enttäuschung gefasst machen. Ihrem Angehörigen wird damit nicht geholfen. Wenn Sie das betroffene Familienmitglied nicht akzeptieren können, ohne eine Veränderung bewirken zu wollen, wird es Ihnen nicht gelingen, die eigenen Gefühle zu verarbeiten. Stattdessen werden Sie sich immer wieder den Kopf an einer Mauer von Frustration stoßen. Wer Validation anwendet, akzeptiert die Menschen in ihrem momentanen Zustand und versucht nicht, sie zu ändern. Akzeptanz fällt schwer, weil es bedeutet, sich ein Stück weit von dem Menschen, den Sie lieben, zu verabschieden.

Viele Familien glauben, es sei besser, die desorientierte Person wieder „zurück in die Wirklichkeit zu bringen." Das trifft keineswegs immer zu. Was für eine Realität wünschen Sie denn Ihrem oder Ihrer Angehörigen? Oft ist es eine Realität, in der diese Person wenig Wert hat, in der es wenig produktive Tätigkeiten gibt, in der sie wenig Autorität oder Ehre besitzt. Es gibt kaum Kräfte, die sie in die Realität der Gegenwart ziehen, während von der Vergangenheit ein mächtiger Sog ausgeht. Die Bedürfnisse hochbetagter Menschen unterscheiden sich von den Bedürfnissen junger Menschen. Was Ihnen, der Pflegeperson, wichtig ist, muss nicht unbedingt auch Ihrem sehr alten Familienmitglied wichtig sein.

Oft drücken desorientierte Menschen Gefühle aus, die sie nie zuvor in ihrem Leben gezeigt haben. Das kann für die Umgebung überraschend, ja verstörend sein. Solche Gefühle zu akzeptieren ist nicht immer einfach und insbesondere dann nicht leicht, wenn sich die Gefühle gegen Sie, die Pflegeperson, richten. „Das ist nicht mein Vater." „Ich verstehe ihn nicht." „Ich möchte ihr ja helfen, aber sie lässt mich nicht." Alle diese häufig geäußerten Sätze spiegeln die Schwierigkeit, das desorientierte Familienmitglied zu akzeptieren. Gewiss, Ihr Vater hat sich verändert. Die Vaterrolle interessiert ihn inzwischen vielleicht nicht mehr unbedingt so sehr. Andere Themen und andere Zeiten seines Lebens sind ihm heute womöglich wichtiger. Er empfindet Gefühle, die aus seiner persönlichen Geschichte stammen. Dinge, die er jahrelang unter Verschluss gehalten hat, kommen an die Oberfläche und wollen beachtet werden. Er äußert diese Gefühle, weil es schmerzt, sie zurückzuhalten. Was Sie „Hilfe" nennen, ist in Wirklichkeit vielleicht überhaupt keine Hilfe. Wenn Sie versuchen, Ihren Vater zu einem bestimmten Verhalten zu bewegen, oder versuchen, ihn mit seinen Fehlleistungen zu konfrontieren, wird er dafür nicht dankbar sein. Sie helfen ihm am besten, wenn Sie zulassen, dass er ausdrückt, was immer er ausdrücken muss.

Angehörige, die eine desorientierte, ihnen nahestehende Person betreuen, müssen Fähigkeiten lernen, um sich selbst zu helfen. Sie müssen den Umgang mit den eigenen Gefühlen erlernen, damit sie ihre Gefühle nicht auf die desorientierte Person übertragen. Sie müssen lernen, sich der eigenen Gefühle, Urteile und Sorgen klar zu werden, damit sie genau und richtig sehen und hören können. Sie müssen Unterstützungssysteme finden, weil Sie das alles nicht alleine zuwege bringen können. Validation ist eine Methode, die viele Pflegende schätzen, weil sie lehrt, sich zu zentrieren, desorientierte Hochbetagte zu beobachten und dadurch besser zu verstehen, aber auch spezifische Techniken anbietet, die zur Kommunikation eingesetzt werden können.

Die Validationsprinzipien: Werkzeuge für ein neues Verständnis für desorientierte sehr alte Menschen

Alles, was wir bei Validation tun, orientiert sich an bestimmten Grundprinzipien. Sie helfen Ihnen, den desorientierten Menschen an Ihrer Seite in einem anderen Licht zu sehen und den besten Weg zur Kommunikation zu wählen. Nehmen Sie sich Zeit beim Lesen und überlegen Sie bei jedem Grundprinzip, wie Sie es praktisch anwenden können.

1. Desorientierte alte Menschen sind einzigartig und wertvoll.

Obwohl es in unserer Gesellschaft üblich ist, auf alte und gebrechliche Menschen herabzuschauen, sollten Sie nicht in diese Falle tappen und Ihr hochbetagtes Familienmitglied nicht gering schätzen. Diese Person hat ein langes Leben gelebt und dabei einen reichen Schatz an Erfahrungen und Weisheit erworben. Das sind wichtige Pluspunkte. Die moderne westliche Welt hat den Wert, den Altersweisheit darstellt, für den Wert von Jugend und Produktivität eingetauscht. Mit dieser Verschiebung des Wertesystems haben wir auch die Freude verloren, die es bedeutet, in aller Ruhe Geschichten von früher zu lauschen, haben wir unsere mündliche Überlieferung verloren und eine unserer reichsten Quellen des Wissens und der Inspiration zum Versiegen gebracht – unsere alten Menschen. Sie verlieren dieses Wissen nicht, wenn sie desorientiert werden. Sie drücken ihre Weisheit oftmals poetisch aus, ob wir nun zuhören oder nicht. Hier einige Beispiele für die Weisheit desorientierter hochbetagter Menschen (van Diemen & van de Nieuwegiessen):

- *„Guter Wille ist der Pfad von mir zu dir.“*
- *„Es ist besser, verrückt zu sein. Dann erwarten die anderen nicht so viel.“*
- *„Ich brauche meine Mutter, deshalb ist sie jetzt für mich da.“*

- *„Ich hatte meine eigene Art, zu denken, und jetzt ist sie dahin."*
- *„Das ist der Schatten meines Lebens."*
- *„Meine Gedanken sind auf der anderen Seite, hier habe ich nichts."*
- *„Ich vergesse Dinge, weil ich so tief denke."*
- *„Wenn ich an die Vergangenheit denke, verirre ich mich in meinem Kopf."*
- *„Wenn man dement wird, spricht man nicht mit den anderen, man denkt mit ihnen, man fühlt mit ihnen."*
- *„Wenn du all die ungewöhnlichen Dinge dementer Menschen hören und verstehen kannst, bist du auf der gleichen Wellenlänge. Andere Leute sind auf Kurzwelle, sie sind dafür nicht offen."*

Behandeln Sie desorientierte Menschen mit Achtung und ehren Sie sie.

2. Desorientierte alte Menschen sollten akzeptiert werden, wie sie sind: Wir versuchen nicht, sie zu ändern.

Ihre Handlungen, so merkwürdig sie sein mögen, haben einen sehr realen und wichtigen Grund. Sie sind Teil eines Heilungsprozesses, und der Versuch, sie zu verändern, ist nicht hilfreich. Das mag Ihren Empfindungen total zuwider laufen und das Gegenteil dessen sein, was Sie gehört oder gelernt haben. Sie wissen ja, dass Sie einen anderen Menschen nicht ändern können, sofern er sich nicht selbst ändern möchte. Das trifft auch auf desorientierte hochbetagte Menschen zu. Sie können sich nicht verändern. Ihr Ziel ist es, eine bessere Beziehung zu entwickeln und zu kommunizieren, nicht, das Verhalten der Person zu verändern. Akzeptieren Sie die Alten einfach so, wie sie sind. Das ist der erste Schritt. Sie werden sich wohler fühlen, und schließlich wird sich auch die Beziehung verbessern.

Das bedeutet aber auch, dass Sie loslassen müssen. Ihre Mutter oder Ihr Vater werden anders als die Mutter oder der Vater waren, die Sie kannten. Dies ist der erste Schritt, Verabschieden, und es kann schmerzhaft oder schwierig sein. Machen Sie sich klar, dass es sich dabei um Ihren eigenen Prozess handelt und dass sich dieser Prozess erheblich von dem unterscheidet, was Ihr Familienmitglied momentan empfindet oder braucht. Seien Sie sich Ihres Wunsches bewusst, dass Sie die betreffende Person wieder „so haben wollen, wie sie früher war", weil Sie sich dann wohler fühlen würden. Ich

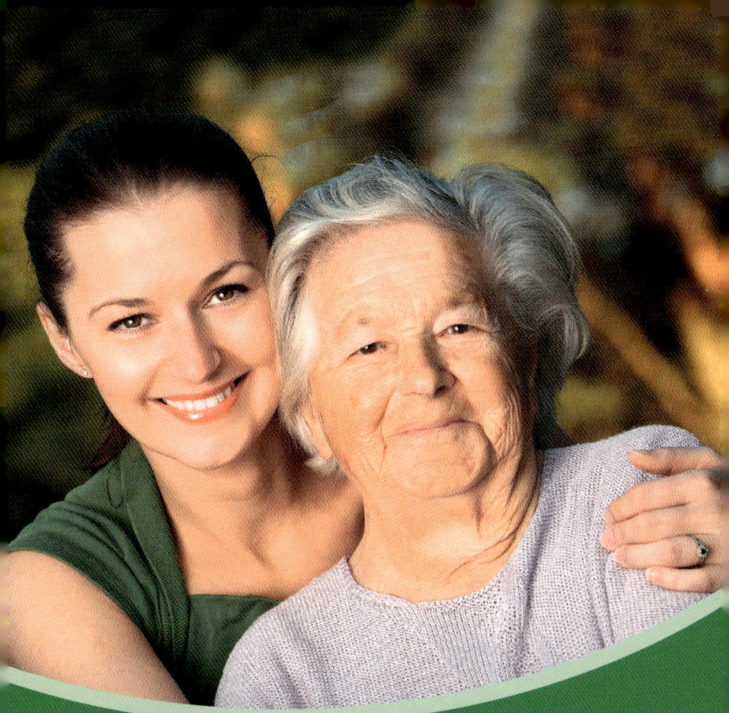

Validation

♦

Naomi Feil & Co

Viele Titel als eBook erhältlich!

reinhardt
www.reinhardt-verlag.de

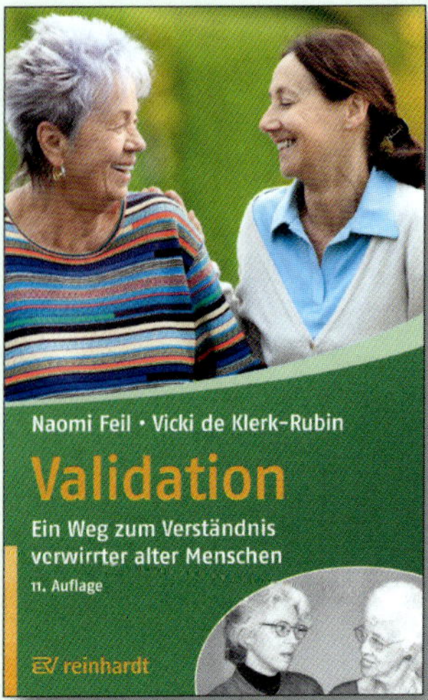

11., durchg. Auflage 2017.
167 Seiten. Innenteil zweifarbig.
(978-3-497-02391-2) kt
€ [D] 24,90 / € [A] 25,60

Bestseller zur Validation in 11. Auflage

Validation akzeptiert jeden so, wie er ist. Die Methode respektiert die Gefühle und die innere Erlebniswelt. Verwirrte Menschen in ihrer eigenen Welt zu erreichen ist die Kunst der Validation.

Das Buch ist ein unverzichtbarer Leitfaden für alle, die mit der Behandlung und Pflege desorientierter Menschen betraut sind.

Validation im Noteinsatz

Hochaltrigen desorientierten Menschen in einer Notsituation zu helfen ist besonders anspruchsvoll, denn sie können ihre Lage oft nicht richtig einschätzen. Polizisten, Sanitäter und Feuerwehrleute kennen diese Schwierigkeiten und wissen doch oft nicht, wie ihnen begegnet werden kann.

Vicki de Klerk-Rubins Buch zeigt, wie es geht – lebensnah und mit situationsbezogenen Beispielen führt die Autorin Einsatzkräfte in die Methode der Validation ein.

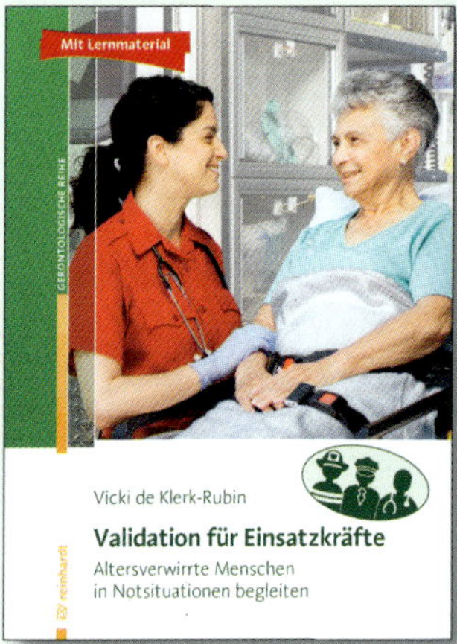

2020. 105 Seiten.
(978-3-497-02887-0) kt
€ [D] 29,90 / € [A] 30,80

Menschen mit Demenz wollen erzählen

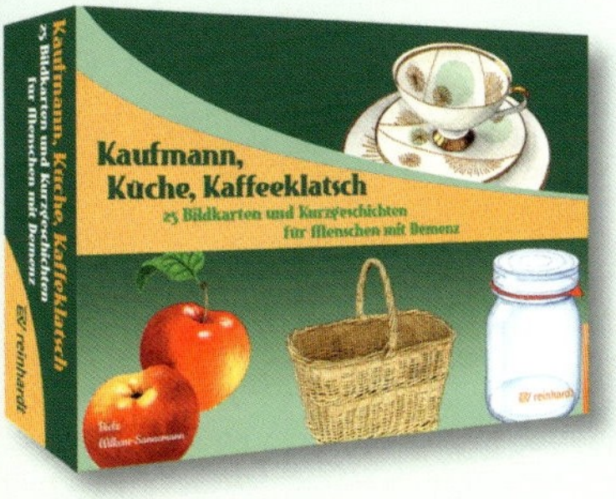

2022. Box mit 25 farbigen Bildkarten DIN A5 und Buch. (978-3-497-03108-5) kt
ca. € [D] 39,90 / € [A] 41,10
erscheint ca. März 2022

Mit diesen Materialien lassen sich Erinnerungsimpulse setzen und Gespräche in Gang halten: Sehr kurze Geschichten aus dem Alltag einer Familie in den 1950ern bilden den Rahmen, der mit Hilfe der dazu passenden Bildkarten zum Erinnern und Erzählen anregt. Fragen, die an die Methoden der Validation angelehnt sind, helfen dabei, persönliche Erfahrungen aufleben zu lassen und im Gespräch zu bleiben.

Für Validationstrainer und -trainerinnen!

Naomi Feils Validationsmethode ist unverzichtbar für den Umgang mit desorientierten alten Menschen. Zur systematischen Schulung von Laien- ebenso wie Fachpflegekräften wurde dieses Trainingsprogramm entwickelt.

Praktische Übungen, Rollenspiele und visuelle Hilfsmittel schulen in der Anwendung der Validationstechniken.

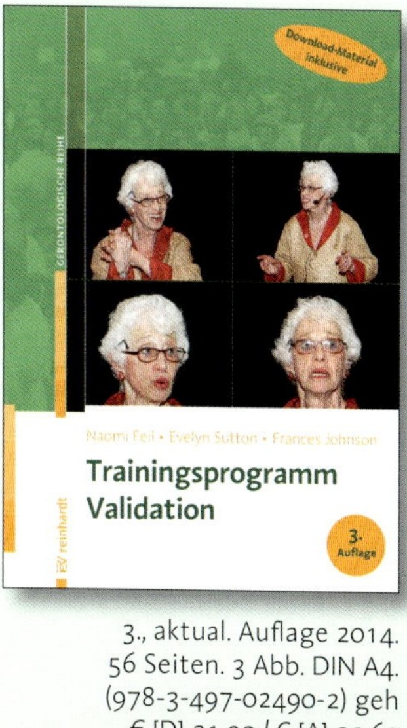

3., aktual. Auflage 2014.
56 Seiten. 3 Abb. DIN A4.
(978-3-497-02490-2) geh
€ [D] 21,90 / € [A] 22,60

Alle Preise inkl. gesetzl. MwSt. Preisirrtum und -änderungen vorbehalten.

Bestellschein

Ich bestelle aus dem Ernst Reinhardt Verlag
Postfach 20 07 65 | 80007 München

.... Ex. ....

.... Ex. ....

.... Ex. ....

....
Name, Vorname

....
Firma / Institution

....
E-Mail (ca. alle 2 Monate den Reinhardt-Newsletter mit aktuellen Neuerscheinungen und Neuauflagen kostenlos erhalten, jederzeit per Fax oder Mail abbestellbar) Es gelten die AGB des Verlags, die ich mit meiner Unterschrift anerkenne.

....
Straße

....
PLZ, Ort

Datum, Unterschrift: ....

Validation22 - Feil&Co

Einfach und bequem direkt beim Verlag bestellen:

Tel.: +49 (0) 89 / 17 80 16 - 0 Fax: +49 (0) 89 / 17 80 16 - 30
info@reinhardt-verlag.de www.reinhardt-verlag.de

Ich erhalte die Bücher portofrei (max. 6 Werktage) innerhalb Deutschlands, nach Belgien, Österreich, Luxemburg sowie in die Niederlande und in die Schweiz. Mir ist bekannt, dass ich diese Bestellung innerhalb von zwei Wochen nach Einsendung dieses Bestellscheins beim Verlag schriftlich widerrufen kann. Zur Wahrung der Frist genügt das Datum des Poststempels. Unsere AGB: www.reinhardt-verlag.de/agb. Auf Wunsch schicken wir Ihnen die AGB gerne zu. Alle Preise inkl. gesetzl. MwSt. Preisirrtum und -änderungen vorbehalten.

DATENSCHUTZ & INFORMATIONSPFLICHT:
Ernst Reinhardt GmbH & Co KG, 80639 München, verarbeitet Name, Vorname, Adresse, E-Mail des Käufers zum Zweck der Zustellung der Ware und für Marketingzwecke. Rechtsgrundlage: Kaufvertrag bzw. Interessensabwägung, um Ware oder Informationen zuzusenden. Wir speichern Ihre Daten und geben sie zur Bestellabwicklung an Vertragspartner (z.B. Brockhaus Commission) weiter, ggf. auch an die utb GmbH zu Marketingzwecken. Keine Übermittlung in Drittländer. Datenspeicherungsdauer entsprechend gesetzlicher Aufbewahrungsfristen. Als Käufer haben Sie das Recht auf Auskunft, Berichtigung, Löschung („Vergessenwerden"), Einschränkung der Verarbeitung sowie ein Widerspruchsrecht, Recht auf Datenportabilität und Recht auf Widerruf einer Einwilligung. Nehmen Sie in diesen Fällen z.B. über E-Mail an info@reinhardt-verlag.de Kontakt zu uns auf. Stellen Sie die Daten nicht bereit, ist eine Kaufabwicklung nicht möglich. Ihnen steht ein Beschwerderecht bei einer Aufsichtsbehörde zu. Unseren Datenschutzbeauftragten erreichen Sie unter dsb@reinhardt-verlag.de.

Bildnachweis U1: ©absolut – Fotolia.com

will mit dieser Feststellung Ihre Verlustgefühle und Ihren Wunsch nicht bagatellisieren, aber es ist einfach nicht realistisch, das Familienmitglied dazu zu bewegen, sich Ihren Bedürfnissen anzupassen. Er wird nicht gelingen und alle Beteiligten werden noch trauriger sein. Wie bereits gesagt: Auch Ihre Bedürfnisse sind wichtig, gehen Sie nicht über sie hinweg, aber versuchen Sie bitte, Ihre Bedürfnisse so zu befriedigen, dass Sie *und* Ihr Verwandter einen Nutzen davon haben. Wenn Sie versuchen, das Verhalten des desorientierten Menschen zu verändern oder ihn zu einer bestimmten Handlungsweise zu bewegen, werden Sie nur Frustration ernten, Rückzug, Verwirrung, Wutausbrüche und einen langsamen Niedergang mit verstärkter Desorientierung bewirken.

3. Empathisches Zuhören schafft Vertrauen, lindert Angst und gibt die Würde zurück.

Als der Umzug meiner Familie in ein anderes Land bevorstand, überfielen mich Panikattacken; es gab zu viel zu regeln, und die Verantwortung war zu groß. Ich fühlte mich erdrückt von all den Anforderungen und versuchte, mit anderen über meine irrationalen Ängste zu sprechen. Manche Menschen standen mir mit praktischen Ratschlägen zur Seite, andere klärten mich über die Irrationalität meiner Ängste auf und wiederum andere wechselten schnell das Thema. Es hatte keinen Sinn, meine Gefühle gegenüber Leuten zu äußern, die meine Sorgen nicht hören wollten. Wenn man mich nicht ernst nahm, wenn meinen Gefühlen ausgewichen wurde, fühlte ich mich noch schlechter. Wenn ich mit einer Person redete, die mir zuhörte und meine Gefühle akzeptierte, konnte ich „mein Herz erleichtern“ und fühlte mich schließlich besser. Die Angst verflog. Ich fühlte mich „validiert“.

Der Begriff Validation kommt aus dem Englischen. Das Wort „valide“ bedeutet auf Deutsch laut Duden „gültig, gesichert“; das Wort „validieren“ bedeutet „etwas auf gesicherter und zuverlässiger Grundlage unterstützen oder bekräftigen.“ Die Validationsmethode basiert auf Anerkennung und Unterstützung der emotionalen Realität anderer Menschen, verbunden mit der Suche nach der Bedeutung und dem Sinn ihrer Emotionen.

4. Schmerzhafte Gefühle, ausgedrückt, akzeptiert und validiert von einem vertrauensvollen Zuhörer, werden schwächer. Schmerzhafte Gefühle, die ignoriert oder unterdrückt werden, gewinnen an Stärke.

Wut, Trauer, Angst, Frustration und Verletztsein sind schmerzliche Gefühle, weshalb sie manchmal als „negative Emotionen" gelten. Es gibt Menschen, die diese Gefühle ausdrücken können, sobald sie sich einstellen, während andere der Meinung sind, dass sie sie nicht äußern dürfen, oder Bedenken haben, diese Gefühle zu äußern, um sie nicht noch zu verstärken. „Wenn ich einmal anfange zu weinen, kann ich nicht mehr aufhören." „Wenn ich wütend werde, verletze ich womöglich jemanden." „Wenn ich jammere, verschwindet der Schmerz auch nicht." Solche Bedenken sind üblich und lassen auf die unterschwellige Angst schließen, die Kontrolle zu verlieren. Sich Gefühlsäußerungen zu erlauben kann sich anfühlen wie ein Gehenlassen oder wie ein Dammbruch nach einem schweren Regen. Kein schlechtes Bild für das, was geschieht, wenn Sie Ihre Gefühle zurückhalten. Die Gefühle sind angestaut. Wenn sie nicht abfließen dürfen, werden sie über die Ufer treten. Wasser, das über längere Zeit unbewegt in einem Teich steht, wird brackig, trüb und übel riechend. Wenn das Wasser schließlich ablaufen durfte, braucht es eine Weile, bis es wieder sauber fließt. Erst wenn sich der aufgestaute Druck reduziert hat, kann es wieder friedlich plätschern und wird nicht im Schwall davonschießen. Frau Samdan, eine Indonesierin, war in ihrem Heimatland in einem japanischen Konzentrationslager. Sie überlebte und führte fortan ein relativ normales Leben. Doch nun, im Pflegeheim, weint sie täglich, klagt über Schmerzen im ganzen Körper (wofür Ärzte keine organischen Ursachen gefunden haben) und spricht ohne Unterlass mit jeder erreichbaren Person über die Zeit der Internierung. Sie muss ihrem Schmerz tagtäglich Ausdruck verleihen, und das womöglich bis zu ihrem Tod. Die Intensität der Äußerungen wird abnehmen, je öfters sie Gelegenheit bekommt, sich zu äußern. Wenn ihr die Menschen in der Umgebung nicht zuhören oder versuchen, sie zum Schweigen zu bringen, werden die Gefühle unter Druck bleiben und weh tun.

Schlichtes Zuhören, wenn jemand schmerzhafte Gefühle äußert, ist ein mächtiges Instrument. Aufmerksames, liebevolles Zuhören ist manchmal gar nicht so einfach. Den Gefühlen, die ein Mensch ausdrückt, empathisch zu lauschen, sich tatsächlich einzufühlen, ist äußerst wirkungsvoll. Mit Empathie zuhören ist der Schlüssel der Validation.

5. Das Verhalten sehr alter Menschen hat einen Grund.

Ich habe oben festgestellt, dass die Handlungen einer desorientierten Person, auch die merkwürdigen, einen sehr realen und wichtigen Sinn haben. Ich spreche hier nur von der Gruppe desorientierter sehr alter Menschen, welche zu dem Teil der Bevölkerung gehört, die auf Validation am besten anspricht, also von Hochbetagten, die desorientiert sind, weil sie mit den altersbedingten körperlichen, psychologischen und sozialen „Verlusten" nicht fertig werden. Diese Menschen befinden sich im letzten Abschnitt ihres Lebens – nach Naomi Feil im Stadium der „Aufarbeitung" – in dem sie versuchen, sich auf den Tod vorzubereiten. Ohne sich dessen wirklich bewusst zu sein, beschäftigen sie sich mit der Aufarbeitung unerledigter Probleme, möchten Langeweile lindern, angenehme Erfahrungen wieder aufleben lassen und/oder sich aus der schmerzhaften Gegenwart zurückziehen. (Dieser Prozess gleicht der Art, wie Jugendliche sich getrieben fühlen, ihre eigene Identität zu behaupten und sich gegen die Autorität aufzulehnen, oder dem Hang alter Menschen, über die Vergangenheit nachzudenken. Es ist kein durchdachter Plan, sondern ein einfacher Drang, der durch den Lebensabschnitt, die physischen und emotionalen Gegebenheiten des Einzelnen ausgelöst wird.) Vom Standpunkt der Hochbetagten aus betrachtet ist dieses Verhalten sinnvoll und zweckmäßig. Vom Standpunkt der Pflegeperson aus betrachtet fällt es oft schwer, den Zusammenhang zwischen Absicht und Verhalten zu erkennen. Hier tritt Validation auf den Plan und hilft. Wenn wir validieren, befassen wir uns mit diesen Zusammenhängen, erforschen sie und messen ihnen höchste Bedeutung zu, eine höhere Bedeutung als den Tatsachen der Gegenwart. Wir treten in die persönliche Realität der desorientierten Person ein, einfach um dort an ihrer Seite zu sein, damit sie nicht isoliert ist und sich ausdrücken kann; indem wir das tun, verstehen wir sie besser und erschaffen eine warme, liebevolle, unterstützende Beziehung.

6. Das Verhalten von desorientierten sehr alten Menschen *kann* in einem oder mehreren der folgenden menschlichen Grundbedürfnisse begründet sein:

- vom Bedürfnis, unerledigte Angelegenheiten aufzuarbeiten, um in Frieden sterben zu können;
- vom Bedürfnis, in Frieden zu leben;
- vom Bedürfnis nach innerem Gleichgewicht, wenn Augenlicht, Gehör, Mobilität und Gedächtnis schwinden;
- vom Bedürfnis, einer unerträglichen Wirklichkeit Sinn zu geben, einen Platz zu finden, wo man sich wohl fühlt und wo die Beziehungen vertraut sind;
- vom Bedürfnis nach Anerkennung, Status, Identität und Selbstwertgefühl;
- vom Bedürfnis, gebraucht zu werden und produktiv zu sein;
- vom Bedürfnis, beachtet und respektiert zu werden;
- vom Bedürfnis, Gefühle auszudrücken und damit gehört zu werden;
- vom Bedürfnis sich geliebt und geborgen zu fühlen, der Sehnsucht nach menschlichem Kontakt;
- vom Bedürfnis umsorgt zu werden, sich sicher zu fühlen und nicht unbeweglich und festgehalten zu sein;
- vom Bedürfnis nach sensorischer Stimulierung: nach taktilen, visuellen, auditorischen, olfaktorischen, gustatorischen sowie sexuellen Ausdrucksmöglichkeiten;
- vom Bedürfnis, Schmerzen und Unannehmlichkeiten zu lindern.

Die betroffenen Personen ziehen sich aus der undeutlich werdenden Gegenwart in die Vergangenheit zurück, um ihre Bedürfnisse zu erfüllen. Sie sind mit Rückzug, Aufarbeitung, Linderung, Wiedererleben und Selbstausdruck beschäftigt.

Die oben genannten Bedürfnisse entsprechen der hierarchischen Bedürfnispyramide nach Abraham Maslow und wurden der Situation sehr alter Menschen angepasst. Desorientierte Menschen drücken ihre Bedürfnisse häufig recht kreativ aus. Eine alte Frau, die nicht mehr gut sieht oder hört, die sich fürchtet und einsam fühlt, die sich vor und zurück schaukelt und dabei ihr Gesicht mit den Händen streichelt, drückt ihr Bedürfnis nach Liebe aus. Ein desorientierter Mann, der in den Räumen des Pflegeheims herummarschiert und allen Befehle erteilt, drückt damit sein Bedürfnis aus, nützlich zu sein. Sein Verhalten wird verständlicher, wenn wir wissen, dass er eine große Fabrik geleitet hat. Eine desorientierte Frau erzählt mir Tag für Tag von ihren schrecklichen Erlebnissen in einem Konzentrationslager und versteckt sich oft, wenn sie jemanden sieht, der eine Uniform trägt. Diese Frau versucht, ein altes Trauma zu bewältigen, indem sie es immer wieder durchlebt. Naomi Feil nennt dies die unerledigten Angelegenheiten des hohen Alters.

Wir alle haben solche Momente erlebt, wenn Erinnerungen aus der Vergangenheit plötzlich wieder im Gedächtnis auftauchen. Ereignisse, die nicht abgeschlossen wurden, die uns noch immer ein wenig unangenehm sind und „Hätte ich doch“- oder „Wenn ich doch nur“-Gedanken auslösen. Fehler, von denen wir glauben, sie begangen zu haben, Streitigkeiten, die nicht beigelegt wurden, Ungerechtigkeiten, nie zu einem befriedigenden Grad aufgearbeitete Ängste oder Traumata, die damals beiseite geschoben oder unterdrückt wurden, kommen wieder hoch.

In der letzten Lebensphase bemüht sich der Mensch um ein gewisses Maß an Aufarbeitung und Frieden. Es tauchen Erinnerungen auf, die mit starken Gefühlsregungen verbunden sind. Das von nicht erledigten Themen ausgelöste Unbehagen ist nun stärker als das Bedürfnis, sie zur Seite zu schieben. Die Validationstheorie geht davon aus, dass sehr alte Menschen eine wichtige Aufgabe haben, die wir anerkennen und wertschätzen sollen. Mehr noch: Wir sollen dem betagten Menschen zur Seite stehen, ihn begleiten und ihm dadurch bei der Bewältigung seiner Aufgabe behilflich sein. Ich verwende das Wort „begleiten“, weil wir unser Gegenüber nicht leiten, nicht lenken, nicht drängen und ihm die Aufgabe nicht abnehmen können. Für sie da sein, Empathie zeigen, die Gefühle mit ihnen teilen ist alles, was wir tun können. Oft ist das schon genug.

7. Früh erlernte Verhaltensweisen kehren zurück, wenn die verbalen Fähigkeiten und das Kurzzeitgedächtnis versagen.

Babys lernen, das Verhalten ihrer Mütter nachzuahmen und sich selbst hin und her zu wiegen, um sich sicher und geliebt fühlen zu können. Mit ein paar Monaten lernen sie, Laute zu bilden, die die zentralen Gestalten in ihrem jungen Leben repräsentieren; sie brabbeln „mamama“ und „dada“. Bald stellen wir fest, dass sich die kognitiven Fähigkeiten der Kinder weiter entwickelt haben, weil sie „Mama“ und „Papa“ sagen. Wenn sie dann kategorisieren und die Welt in einem etwas größeren Zusammenhang sehen können, lernen sie Mama in die Kategorie der Mütter einzuordnen. So verläuft die kognitive Entwicklung von Kindern. Bei hochbetagten, desorientierten Menschen, deren kognitiven Gehirnfunktionen abnehmen, kehrt sich dieser Prozess häufig um. Ein alter Mann, der nicht mehr sprechen und nach der „Mama“ rufen kann, wiegt sich hin und her, weil er sich sicher fühlen möchte. Eine alte Frau lutscht an den Fingern, weil sie sich bedingungslos geliebt fühlen will. Um einem unbefriedigten Bedürfnis Ausdruck zu verleihen, werden neue Worte kreiert. „Hilmen“ bedeutet Hilf Himmel. „Freundeck“ bedeutet, die Freunde sind weg.

Bitte vergessen Sie nicht: Alte Menschen sind keine Kinder, obwohl sie manchmal regredieren und sich „kindlich“ verhalten. Wir können uns bemühen, das Bedürfnis oder den Gefühlszustand zu verstehen *und* respektvoll zu bleiben.

8. Persönliche Symbole, die von desorientierten alten Menschen benutzt werden, repräsentieren Menschen, Gegenstände oder Konzepte aus ihrer Vergangenheit, die mit Emotionen aufgeladen sind.

Alle Menschen verwenden Symbole. Für viele repräsentiert ein weißer Kittel den Arzt, die Farbe Rot bedeutet Gefahr, ein Ehering Liebe und Treue. Wir wissen sehr wohl, dass der Ehering selbst nicht unsere Partnerin oder unser Partner ist; wir verstehen ihn als Stellvertretung. Wer aber einen Teil seiner kognitiven Fähigkeiten eingebüßt hat, kann das Symbol oft nicht mehr von seiner Bedeutung unterscheiden: Das Symbol wird zur Bedeutung. Der Ehering wird zum Partner oder zur Partnerin oder verkörpert Liebe. Eine alte Frau küsst und streichelt ihren Ehering als wäre er ihr Ehemann. Eine Frau, die sich danach sehnt, ihre Kinder zu bemuttern, geht mit einer Puppe im Arm im Pflegeheim herum und behandelt sie wie ihr Baby. Die Puppe symbolisiert nicht nur ihr Baby, sie repräsentiert darüber hinaus die Identität dieser Frau als „Mutter", eine Identität, die in ihrem Leben die wichtigste Rolle gespielt hat (und weiter spielt). Zwei Schwestern gehen mit eiligen, zielstrebigen Schritten die Flure des Pflegeheims auf und ab. Am Ende des Flurs angelangt, kehren sie um und marschieren wieder zurück. Das geht so von früh bis spät, nur mittags legen sie eine kurze Pause zum Essen ein. Tag für Tag der gleiche Ablauf. Wenn ich die beiden frage, ob sie sich nicht setzen möchten, antworten sie: „Dafür ist jetzt keine Zeit. Sehen Sie nicht, dass wir soeben eine Lieferung bekommen haben?". Diese Schwestern haben die Flure des Pflegeheims symbolisch in ihr Geschäft umfunktioniert, deren Inhaberinnen sie waren und das sie ihr ganzes Berufsleben über geführt haben. Die beiden Frauen wollen sich nützlich und produktiv fühlen, obwohl sie in einem Pflegeheim leben, und erfüllen sich dieses Bedürfnis, indem sie das Vorhandene als Symbol verwenden.

Manchmal wird ein desorientierter Mensch eine Person zum Symbol machen. Eine Krankenschwester oder eine Betreuungskraft, die einer Person aus der Vergangenheit ähnelt, wird zu dieser Person. Auch wenn Sie die Tochter sind, Ihre Mutter spricht Sie trotzdem mit „Mutter" oder gar mit „Vater" an. Dies zu akzeptieren fällt uns ziemlich schwer, weil wir das Gefühl haben, nicht anerkannt oder vergessen zu werden. Versuchen Sie sich klar zu machen, dass Sie Ihrer Mutter helfen können, indem Sie einfach die Tatsache akzeptieren, dass Sie als Symbol dienen. Schauspielern Sie nicht. Geben Sie nicht vor, Ihre Großmutter oder Ihr Großvater zu sein. Mit der Hilfe von Validationsstechniken lässt sich herausfinden, welchen Empfindungen und Bedürfnissen Ihre Mutter Ausdruck verleiht.

Nicht jeder desorientierte Mensch setzt Symbole auf diese Art ein. Benutzt jedoch Ihr Angehöriger ein Objekt oder eine Person als Symbol, können Sie versuchen, die Bedeutung herauszufinden. Das ist manchmal gar nicht so leicht, besonders wenn Ihr Gegenüber nicht mehr sprechen kann. Machen Sie sich aber deswegen keine Sorgen. Es genügt zu wissen, dass das Objekt oder die Person wichtig ist und eine Bedeutung hat.

9. Desorientierte alte Menschen leben auf verschiedenen Ebenen des Bewusstseins, oftmals zur gleichen Zeit.

In unserem Alltagsleben taucht dieses interessante Phänomen meist auf, ohne dass wir uns dessen bewusst sind. Die Ebenen des Bewusstseins reichen von unbewusst bis überaus konzentriert: Im Sommer liegen wir dösend am warmen, sonnigen Strand oder wir gehen in einer fremden Stadt eine dunkle, unbekannte Straße entlang. Oft bleibt, wenn unser Bewusstsein vermindert ist (im Schlaf oder Halbschlaf), ein Teil unseres Ichs alarmbereit, um auf Überraschungen oder potenzielle Gefahren reagieren zu können. Wer je kleine Kinder versorgt hat, weiß, wie es ist, beim ersten Schrei des Babys unvermittelt aus dem Tiefschlaf hochzuschrecken. Diese Dualität des Bewusstseins ist sehr nützlich. Für desorientierte hochbetagte Menschen ist die Fähigkeit, sich auf mindestens zwei Bewusstseinsebenen gleichzeitig aufzuhalten, recht praktisch, wenn sie ihr „geistiges Auge“ einsetzen, um jemanden aus der Vergangenheit zu erblicken. Sie „sehen“ die herbeigewünschte Person, „wissen“ aber auf irgendeiner unbewussten Ebene, dass die Person nicht da ist. Naomi Feil erzählt die Geschichte einer alten Frau in einem Pflegeheim, die auf eine „leere“ Tür deutete und sagte: „Oh, sehen Sie nur, da ist meine Mutter. Ich muss zu ihr gehen.“ Die Krankenschwester antwortete: „Frau Schmidt, Sie sind 89 Jahre alt. Ihre Mutter ist längst gestorben.“ Worauf die alte Frau erwiderte: „Das weiß ich und Sie wissen es auch, aber meine Mutter weiß es nicht, und deshalb muss ich zu ihr gehen!“

Pflegende müssen darauf vertrauen, dass die desorientierte Person auf einer bestimmten Ebene die „Wahrheit“ der Realität kennt. Bitte lügen Sie nie und geben Sie nie vor, etwas zu sehen, was nicht da ist. Spielen Sie niemals die „Fantasie“ der desorientierten Person mit. Sie weiß, was real ist. Sie „weiß“ auf einer vorbewussten Ebene, ob Sie Dinge vortäuschen oder lügen. Zerstören Sie damit nicht das gegenseitige Vertrauen.

10. Wenn die fünf Sinne schwinden, stimulieren sich desorientierte alte Menschen selbst und benutzen ihre „inneren Sinne“. Sie sehen mit ihrem inneren Auge und hören Klänge aus der Vergangenheit.

Es gibt für dieses Prinzip eine physiologische Erklärung – jeder Mensch kann sensorische Erinnerungen wecken, er braucht nur daran zu denken. Versuchen Sie es bitte mit folgender Übung: Lesen Sie diese Sätze und halten Sie nach jedem Satz inne, bevor Sie zum nächsten gehen:

- Denken Sie an Ihren letzten Besuch einer Bäckerei, als das frische Brot aus dem Ofen kam.
- Denken Sie an den Geschmack eines sauren Zitronenbonbons.
- Denken Sie an die Stimme Ihrer Mutter.
- Denken Sie an die Farben eines Sonnenuntergangs.

Wenn Sie diese Dinge riechen, schmecken, hören oder sehen konnten, haben Sie Ihr sensorisches Gedächtnis stimuliert. Wir tun das automatisch beim Tagträumen, wenn wir uns langweilen oder an eine bestimmte Situation erinnern, mag sie nun angenehm oder unangenehm gewesen sein. Oft lassen wir unangenehme Situationen wieder Revue passieren, die nicht angemessen beendet oder gelöst wurden. Wir denken darüber nach und überlegen, was wir hätten anders, besser machen können, oder kommen schließlich auf die pfiffige Antwort, von der wir wünschen, wir hätten sie damals parat gehabt. Auch desorientierte alte Menschen tun das, oft mit einem größeren Gefühl der Dringlichkeit, weil sie Frieden finden wollen, bevor sie sterben.

Denken Sie an dieses wichtige Prinzip, wenn desorientierte alte Menschen sagen, sie sähen oder hörten Dinge oder Personen, die in Wirklichkeit nicht vorhanden sind. Sie haben das visuelle oder auditorische Gedächtnis stimuliert, als Teil der Szene, die sie wieder neu durchleben. Weil sie sich aus der momentanen Realität entfernt haben, ist die Vergangenheit lebendiger geworden. Sie haben das starke Bedürfnis, aufzuarbeiten, zurückzusehen, wiederzuerleben und zu lindern. Der desorientierte alte Mensch ruft sich Personen oder Dinge aus der Vergangenheit ins Bewusstsein, weil er damit einem drängenden, gegenwärtigen Bedürfnis nachkommt.

11. Ereignisse, Emotionen, Farben, Klänge, Gerüche, Geschmacksempfindungen und Bilder im Hier und Jetzt wecken Emotionen, die dann ähnliche Emotionen aus der Vergangenheit auslösen.

Wir alle kennen dieses Prinzip aus eigener Erfahrung. Ein Beispiel: Meine Tochter schreit mich an, weil ich ihr nicht erlaube, bis spät in die Nacht auszugehen, worauf ich wütend werde und zurückschreie. Normalerweise würde mich so ein jugendliches Ansinnen nicht sonderlich aufregen, doch leider gleicht diese Situation drei anderen, die sich im vergangenen Monat ereigneten, in denen ich meinen Ärger allerdings nicht geäußert, sondern mich beherrscht habe. Der Ärger aus den drei Ereignissen, die in der Vergangenheit stattgefunden haben, wird wieder lebendig und zu einem Wutausbruch.

Emotional gefärbte Erinnerungen sind mächtig, besonders wenn die Gefühle damals unterdrückt oder ignoriert wurden.

Was meinen sie damit? Bedürfnisse und Bedeutungen im Verhalten desorientierter hochbetagter Menschen erkennen

Wenn wir die Prämisse akzeptieren, dass Verhalten immer einen Grund hat, liegt der Schluss nahe, dass der Grund für ein bestimmtes Verhalten etwas mit Bedürfnissen und Wünschen zu tun hat. Die Bedürfnisse und Wünsche hochbetagter desorientierter Menschen unterscheiden sich nicht allzu sehr von denen orientierter und jüngerer Menschen. An Abraham Maslows klassischer „Pyramide der menschlichen Bedürfnisse“ (Atkinson & Atkinson) angelehnt, folgen nun einige Gedanken zur vermutlichen Relevanz des Verhaltens Ihres desorientierten Familienmitglieds.

Wir alle haben grundlegende physiologische Bedürfnisse, nämlich das Bedürfnis nach Essen, Trinken, Behausung. In diese Kategorie fallen auch die Bedürfnisse nach sexueller und sensorischer Stimulierung. Vielen Menschen ist der Gedanke, dass sich die sexuellen Bedürfnisse nach dem 65. Geburtstag nicht verflüchtigen, peinlich oder schwer zu fassen. Sexuelle Gefühle sind auf einer gewissen Ebene bis zum Tod vorhanden. Die Intensität des Bedürfnisses variiert von Mensch zu Mensch; bei manchen älteren Menschen ist das sexuelle Bedürfnis sehr stark ausgeprägt, bei anderen weniger. Das ist bei jungen Leuten nicht viel anders. Kein menschliches Wesen gedeiht in Isolation oder in Situationen sensorischer Deprivation (Entbehrung). Sie gilt nicht ohne Grund als eine Form der Folter. Hochbetagte Menschen erfahren häufig eine erhebliche Einschränkung ihrer Sinnesorgane: Das Gehör lässt nach (besonders für die hohen Töne), die Sehkraft schwindet, der Geschmackssinn verändert sich, weil die Sensibilität der Geschmacksrezeptoren abnimmt und verschiedene Medikamente (sie werden alten Menschen häufig verordnet) den Geschmackssinn beeinträchtigen, weshalb das Essen metallisch oder sauer schmeckt. Auch der Tastsinn kann betroffen sein, weil die Fingerspitzen weniger empfindlich oder mangelhaft durchblutet sind. Gleichgewichtssinn und Raumgefühl werden von Medikamenten beeinträchtigt (von Beruhigungsmitteln oder Psychopharmaka) oder aber durch Beschädigung bestimmter Hirnregionen durch kleine Schlaganfälle oder schlicht den altersbedingten Abbau gestört. Der Geruchssinn bleibt vom Alterungsprozess wohl am längsten verschont, aber auch er wird im Alter in einem gewissen Maße schwächer. Die Umwelt liefert weniger Informationen. Diese Reduzierung der sensorischen Reize führen zu sensorischer Isolierung. Das „Hier und Jetzt" der Wirklichkeit verschwimmt, verdunkelt sich, verliert den Geschmack, wird langweilig und unsicher.

Das Bedürfnis nach Sicherheit und Schutz verändert sich nicht, während wir altern, ja es verstärkt sich manchmal sogar. Wenn man sich verletzlicher fühlt, nimmt das Bedürfnis nach liebevoller, nährender Geborgenheit zu, nicht aber das Bedürfnis nach Bemutterung, was häufig verwechselt wird. Es ist möglich, liebevolle, nährende Geborgenheit zu schenken, ohne zu bemuttern. Wenn wir Geborgenheit bieten, helfen wir dem anderen, daran zu wachsen, was in unserem Zusammenhang bedeutet, dass sich der hochbetagte Mensch sicherer und geliebter fühlt. Ältere Leute, die nur noch wenig sensorische Reize empfangen, fühlen sich oft von der Umgebung abgeschnitten und deshalb weniger sicher und geschützt. Manchmal werden alte Menschen, die etwas wackelig auf den Beinen sind, an ihren Stühlen „fixiert", um sie am Herumlaufen zu hindern. Während so scheinbar mehr Sicherheit geboten wird, löst körperliche Fixierung aber bei den meisten alten Menschen Angst und Verunsicherung aus. Sie empfinden Fixierung weniger als Sicherheit, denn als Gefangenschaft. Vielen alten Personen, die sich auf merkwürdige Weise mitteilen (auf nicht unmittelbar verständliche Weise), die häufig schreien, viel hin- und her laufen und sich viel bewegen, werden Beruhigungsmittel verabreicht. Medikamentöse „Fixierungen“ (durch Beruhigungsmittel oder Psychopharmaka) hemmen und beeinträchtigen die Fähigkeit einer Person, Gefühle auszudrücken. Die Kommunikationsfähigkeit der betreffenden Person wird sozusagen überfallen und entführt. Derlei chemische Substanzen lösen Frustration und Wut aus, später Depression und Rückzug. Das hat mit Sicherheit längst nichts mehr zu tun. Meine Erfahrung ist, dass wir, die Pflegenden es sind, die von den Gefühlsäußerungen desorientierter Menschen verunsichert werden. Es sind unsere Ängste, die zerstreut werden müssen, es sind unsere Befürchtungen und Unsicherheiten, mit denen wir uns auseinandersetzen müssen.

Alle Menschen kennen das Bedürfnis nach Liebe und Zugehörigkeit, alle möchten mit anderen Menschen verbunden sein. „Niemand ist eine Insel.“ (John Donne, englischer Dichter, 1572–1631) Isolation und ungestillter Hunger nach Liebe macht zutiefst unglücklich. Hochbetagte bleiben trauernd zurück, wenn sie viele nahestehende Menschen verloren haben, viele Freundinnen und Freunde, ihre sozialen Verbindungen, ihre Quellen von Liebe und Zuwendung. Neue Freundschaften können die alten nicht gleichwertig ersetzen. Freundschaft unterscheidet sich von Liebe, die auf enge Verbindungen zurückgeht, die früh im Leben entstanden sind. Es gibt keinen Ersatz für diese Beziehungen. Zugehörigkeit, also das Gefühl, das man hat, wenn man Teil einer größeren Gruppe ist, entsteht im Arbeitsleben, durch berufliche und gesellschaftliche Zusammenschlüsse, etwa als nachbarschaftliche Beziehungen oder durch formelle Gruppierungen in Vereinen oder Clubs. Menschen sind Gemeinschaftswesen, die, um sich als wertvolle Individuen zu erfahren, einem größeren Ganzen angehören müssen. Ein interessanter Widerspruch! Eine Person, die aus dem Ganzen herausgenommen wird, fühlt sich verstoßen, ausgeschlossen oder verlassen, was oftmals ihre Selbstsicherheit schwächt. Viele alte Menschen verlieren ihre Zugehörigkeit zu vertrauten Gruppen und damit einen Teil ihres Selbstwertgefühls.

Unser Selbstwertgefühl wächst, wenn wir von anderen Menschen anerkannt und geachtet werden. Das Selbstwertgefühl ist teilweise davon abhängig, wie andere uns behandeln. Bei manchen Menschen spielt diese Verknüpfung eine entscheidende, bei anderen eine geringere Rolle. Anerkennung und Achtung erfahren wir in persönlichen Beziehungen, aber auch durch die Gesellschaft. Gesellschaftliche Anerkennung äußert sich häufig als Status. Einer statushohen Person wird zugehört. Sie wird in respektvoller Form und in respektvollem Ton angesprochen. Ihre Leistungen werden bemerkt. Menschen, die sehr alt geworden sind, haben viele Lebensleistungen vorzuweisen und große Lebenserfahrung gesammelt. Ihre Bedürfnisse nach Anerkennung, Achtung und Status haben sich vielleicht kaum verändert, ihre Umgebung dagegen sehr, weil ältere Menschen in unserer Gesellschaft geringschätzig behandelt werden. Desorientierte hochbetagte Menschen verlieren noch mehr an Status, weil sie den gesellschaftlichen Vorgaben nicht mehr entsprechen. Doch ihr Bedürfnis, für das Anerkennung zu bekommen, was sie sind und was sie in ihrem Leben erreicht haben, ist unverändert. Allzu viele desorientierte alte Menschen werden wie Kinder behandelt, also mit Vornamen oder Kosenamen angesprochen, wie „Schätzchen“ oder „Opi“. Zu viele Leute verfallen dabei in einen bevormundenden oder herablassenden Ton. Zu viele meinen, dass einer Person, nur weil sie Dinge vergisst und nicht weiß, wo sie sich befindet, der Wunsch nach Achtung und Anerkennung abhanden gekommen ist. Dabei ist er in dieser letzten Phase des Lebens womöglich ausgeprägter als je zuvor.

Es gibt Menschen, die aus ihrem starken Drang, die Welt um sie herum zu verstehen und zu erforschen, einen Beruf oder ein Hobby machen. Doch nicht jeder Mensch hat das Bedürfnis, Reisen in fremde Länder zu unternehmen, Bungee-jumping auszuprobieren oder das Genom zu entschlüsseln. Eine etwas weniger stark ausgeprägte Version dieses Bedürfnisses ist allen Menschen gemeinsam, nämlich der Wunsch, die unmittelbare Umgebung zu verstehen: zu wissen, wie sie funktioniert, welche Beziehungen vorhanden sind, mit ihren Mustern, Werten und Rhythmen vertraut zu sein. Erinnern Sie sich bitte an Ihre erste Zeit an einer neuen Arbeitsstelle, in einer neuen Firma. Erst gilt es, die Örtlichkeiten zu erkunden: Wo sind die Toiletten, der eigene Arbeitsplatz, die Teeküche? Dann lernt man die Leute und das Beziehungsgeflecht kennen: Wer sind die Kolleginnen und Kollegen, der Chef oder die Chefin, wer ist nett, wer nicht? Sie sammeln Informationen und fühlen sich langsam wohl (hoffentlich). Auch hochbetagte desorientierte Menschen haben den Wunsch, ihre Umgebung und die Leute um sie herum zu verstehen. Lebt die desorientierte Person zu Hause, liegt der Gedanke nahe: „Oh, Mutter ist in ihrer vertrauten Umgebung, sie kennt sich hier aus und wird dieses Problem wohl nicht haben." Wahr ist dagegen, dass das „Hier und Jetzt" oft nicht zu dem passt, was vor dem inneren Auge des hochbetagten Menschen abläuft, wenn er Erfahrungen aus einer anderen Zeit wiedererlebt oder sich zurückversetzt in eine Zeit oder an einen Ort, in der oder an dem er sich nützlich fühlte, wenn er den Kummer darüber, jetzt alt und nutzlos zu sein, lindern oder unerledigte Dinge aus sehr weit zurückliegenden Jahren zum Abschluss bringen möchte. Die fehlenden Übereinstimmungen von Umwelt und persönlicher Realität bewirken eine Dissonanz. Lebt die betreffende Person in einem Heim, ist die Dissonanz oft deutlicher. Im Pflegeheim kommt erschwerend hinzu, dass Fremde da sind, wobei Fremde alle sind, die nicht in die persönliche Realität passen. Sehr alte Menschen bemühen sich, eine fremde, manchmal unerträgliche Realität zu verstehen, einen Ort zu finden, an dem sie sich wohlfühlen und wo ihnen die Beziehungen und Leute vertraut sind.

Symmetrie, Ordnung und Schönheit verleihen dem Leben eine ästhetische Dimension. Manchen Menschen ist dieser Aspekt sehr, anderen weniger wichtig. Für Künstlerinnen und Künstler, Designer und Designerinnen ist die Erfüllung dieses Bedürfnisses Bestandteil ihres täglichen Lebens. Die meisten von uns beziehen Ästhetik in ihr Leben ein, etwa durch schön gestaltetes Wohnen, Museumsbesuche, Theaterbesuche, Musik hören, Kerzen anzünden etc. Ästhetik schenkt Harmonie und inneres Gleichgewicht. Auch hochbetagte Menschen streben nach Harmonie und innerem Gleichgewicht, doch die Befriedigung dieses Bedürfnisses wird immer schwieriger, weil Sehkraft, Gehör, Mobilität und Gedächtnis versagen. Wie lässt sich im Durcheinander des Heimlebens Harmonie finden; wie lässt sich Gleichgewicht finden, wenn man nicht aufstehen kann; wie lässt sich Schönheit in ein Leben einbinden, das vorwiegend von Defiziten bestimmt ist? Es geht nicht. Sehr alte desorientierte Menschen entziehen sich der Hässlichkeit oder Dissonanz und versetzen sich stattdessen zurück in frühere, harmonische Momente. Manche der desorientierten Alten übertragen das Bild vor ihrem geistigen Auge einfach auf die Realität, setzen gewissermaßen eine rosarote Brille auf. Sie sehen, was sie sehen möchten, hören, was sie hören möchten. Die Betreuerin wird zur Tochter, deren schiere Anwesenheit Freude bereitet und Wohlbehagen auslöst. Stoffservietten werden zur Leinwand und Orangensaft zur Farbe, wenn sich der Wunsch nach Kreativität Bahn bricht.

Selbstverwirklichung steht an der Spitze der Bedürfnispyramide nach Maslow. Sie ist ein Zustand, den viele anstreben, wenige jedoch tatsächlich erreichen. Der Drang, ein besserer Mensch zu werden und das eigene Potenzial voll auszuschöpfen, lässt viele zu Selbsthilfebüchern greifen, eine Therapie anfangen, Volkshochschulkurse besuchen, Meditation erlernen oder eine andere, entwicklungsorientierte Aktivität aufnehmen. Oft nimmt im Alter das Bedürfnis, sich zu entwickeln, ab. Ältere Leute geben sich häufiger mit den Gegebenheiten zufrieden; die Veränderungsbereitschaft lässt nach. Während das Bedürfnis, in die Zukunft zu denken, offenbar im Alter abnimmt, nimmt das Nachdenken über die Vergangenheit zu. Das Resümieren früherer Ereignisse und die abschließende Betrachtung früher getroffener, eigener Entscheidungen kann als eine Variante des Themas Selbstverwirklichung betrachtet werden. Der Wunsch, Frieden mich sich selbst zu schließen, wird für viele hochbetagte Menschen zur treibenden Kraft, besonders aber für desorientierte. Naomi Feil spricht vom Bedürfnis nach Aufarbeitung. Viele desorientierte hochbetagte Menschen streben unbewusst danach, vor dem Tod unerledigte Dinge zum Abschluss zu bringen. Dieser Prozess dauert bis zum Ende des Lebens an.

Aufarbeiten: Aufgaben im letzten Lebensabschnitt

In der Validationstheorie bezeichnen wir den letzten Lebensabschnitt nach Naomi Feil als Stadium der Aufarbeitung. In diesem Lebensabschnitt bemüht sich der Mensch um die Lösung unbewältigter „Angelegenheiten“, um in Frieden sterben zu können. Es handelt sich dabei um einen Prozess, nicht um einen Schlusspunkt. Das Gegenteil von Aufarbeitung ist der allmähliche Rückzug, die Abkehr von der Wirklichkeit und der Umgebung. Feil beschreibt vier Phasen dieses Prozesses. Desorientierte hochbetagte Personen durchlaufen nicht notwendigerweise alle vier Phasen; es wird nicht unbedingt ständig schlimmer. In vielen Fällen wechseln sie von Phase zu Phase. Mir ist jedoch kein einziger Fall bekannt, bei dem die betreffende Person wieder vollständig orientiert wurde. Die vier Phasen beschreiben den Prozess des Rückzugs aus dem „Hier und Jetzt“, der Abkehr von den Mitmenschen, den aktuellen

Ereignissen und der Umwelt. Es handelt sich dabei um einen Überlebensmechanismus, der eng mit dem Bedürfnis verknüpft ist, sich in die Vergangenheit zurückzuziehen, sie wieder zu erleben, aufzuarbeiten und zu lindern. Die Realität bietet nicht viel, was diese Bedürfnisse befriedigen könnte. Im Gegenteil: In unserer Wirklichkeit gibt es vieles, das desorientierte Hochbetagte veranlasst, sich noch weiter zurückzuziehen.

In der ersten Phase der Aufarbeitung sind die Menschen meistens an der Realität orientiert, das heißt, sie wissen gewöhnlich wo sie sind, wer sie sind, wie viel Uhr es ist etc. Ein Aspekt ihrer Persönlichkeit funktioniert nicht mehr richtig. Sie sind sich ihrer Unfähigkeit, mit dem Alterungsprozess fertig zu werden, bis zu einem gewissen Grad bewusst, können dies aber nicht zugeben. Voller Angst vor weiteren Einbußen klammern sie sich an das, was sie haben. Veränderungen, die sich normalerweise einstellen, wenn wir altern, werden zu verheerenden Anschlägen auf ihre Identität, die persönliche Würde und ihr Selbstwertgefühl.

Hier ein Beispiel: Weil ich sehr klar und weit sehen konnte, galt ich immer als „Rubin, das Adlerauge“. Heute, mit 65 Jahren, fällt es mir als Beifahrerin im Auto schwer, die Straßenkarte zu lesen. Ich kann nun die Tatsache, dass meine Sehkraft abgenommen hat und ich nicht mehr „Rubin, das Adlerauge“ bin, akzeptieren oder aber den Verlust leugnen, weil es zu schmerzlich ist, diesen wichtigen Teil meiner Identität aufzugeben. Ich kann auch den Karten die Schuld geben oder den Verkehrszeichen, die nicht eindeutig oder mit zu kleiner Schrift versehen sind. Wenn ein hervorragendes Gedächtnis Teil meiner Identität ist („Ich erinnere alles.“), werde ich Vergesslichkeit nicht nur als Alterserscheinung, sondern als einen Identitätsverlust erleben. Wenn ich mit der Tatsache nicht zurechtkomme, muss ich sie verleugnen, unterdrücken, oder andere Personen oder Umstände dafür verantwortlich machen. Das ist es, was dem Erleben und Verhalten von Menschen in Phase 1 zugrunde liegt. Sie setzen Verleugnung, Unterdrückung, Beschuldigung, ja sogar Hoffnungslosigkeit in extremem, gestörtem Ausmaß ein. Folgende Beispiele illustrieren verschiedene Darstellungen von Menschen, die sich in Phase 1 befinden:

Frau Weiß (87) lebt allein, in der Nähe ihrer Tochter Nancy. Ihr Mann starb vor zwei Jahren, und seither klagt Frau Weiß über Atembeschwerden, die häufig mitten in der Nacht auftreten. Oft ruft sie Nancy um 2.00 oder 3.00 Uhr morgens panisch an und befiehlt ihr, sofort herzukommen. Wenn die Tochter dann eine halbe Stunde später eintrifft, öffnet Frau Weiß die Tür und beklagt sich verärgert, dass Nancy sie geweckt hat. Sie wird auch sehr wütend, wenn Nancy auf Geschäftsreise geht. Dann ruft Frau Weiß ihre weit entfernte Tochter an und behauptet, sie läge im Sterben, weshalb Nancy ihre Reise umgehend abbrechen müsse.

Herr Johnson (89) lebt mit seinem Sohn, der Schwiegertochter und ihren beiden Kindern zusammen. Manchmal zieht er sich einen Anzug an, nimmt eine alte Aktenmappe und geht zum Bürogebäude, in dem früher seine Anwaltskanzlei war. Wenn ihn das Personal erinnert, dass er längst im Ruhestand ist, erwidert er: „Ja, ich weiß. Ich will nur nach Ihnen sehen." Andauernd kritisiert er seine 13-jährige Enkelin, dass ihre Art, sich zu kleiden, sie in Schwierigkeiten bringen wird. Wenn ihn sein Sohn bittet, die Privatsphäre der Kinder zu respektieren, antwortet Herr Johnson mit einer Tirade beleidigender Drohungen. Die Schwiegertochter versucht die Spannung zu lösen, doch die Situation wird immer schwieriger.

Frau Gold (85) lebt bei ihrer Tochter Anne, die geschieden ist und einen jugendlichen Sohn hat. Anne hat Probleme mit ihrer Mutter, weil sie sich bei den Nachbarn beschwert und behauptet, diese hätten Abfall in ihren Garten gekippt. Einige Leute reagierten sehr verärgert und verständigten die Polizei. Frau Gold streitet mit den Polizisten herum, zeigt ihnen den sauberen Garten hinter dem Haus und erklärt, die Nachbarn hätten den ganzen Abfall wieder abgeholt, bevor sie die Beamten riefen. Die Nachbarschaft lege es darauf an, sie verrückt zu machen und einweisen zu lassen, behauptet sie. Die Polizei hat Anne bereits mehrmals aufgefordert, etwas dagegen zu unternehmen.

In der zweiten Phase der Aufarbeitung ist der betreffende Mensch nun weder zur Zeit, noch zum Ort, noch zu seiner Person orientiert. Das bedeutet, dass er womöglich nicht mehr weiß, wer er ist, wer Sie sind oder welcher Tag heute ist. Zeitverwirrte können noch sprechen, verbal kommunizieren, haben aber einen großen Teil unserer Realität gegen ihre „persönliche Realität" eingetauscht. Sie sind poetisch und drücken sich und ihre Bedürfnisse häufig sehr kreativ aus. Sie setzen sich über gesellschaftliche Gepflogenheiten oder Regeln hinweg, wenn diese ihrer Art der Mitteilung im Wege stehen. Gesellschaftliche Konventionen sagen uns, wann und wie wir essen, wie wir uns kleiden sollen, wie wir grüßen und sprechen sollen, was akzeptables und was nicht akzeptables Verhalten ist. Verstöße gegen die Regeln des Zusammenlebens empfinden wir oft als sehr störend, weil sie in unserer Gesellschaft eine so wichtige Rolle spielen.

Wenn beispielsweise eine ältere Frau „heim zu den Eltern gehen" möchte, weil sie sich verloren und einsam fühlt, setzt sie ihren Hut auf, zieht den Mantel an und geht die Flure auf und ab; in Gedanken werden die Flure zu den Straßen ihrer Jugend. Eine Frau schaut aus dem Fenster im zweiten Stock der abgeschlossenen „Demenzstation" und sagt: „Oh, schau mal. So eine hübsche Veranda. Man könnte draußen sitzen und schaukeln." Sie erinnert sich an die Veranda eines Hauses aus ihrem früheren Leben und an das Gefühl, in der Sonne zu sitzen. Im Schaukelstuhl zu wippen ist wesentlich angenehmer als hier zu sitzen, in einer deprimierenden, „geschlossenen Station" mit weißen Wänden, zusammen mit desorientierten, vor sich hin brabbelnden „Nachbarn", denen der Speichel aus den Mundwinkeln rinnt. Folgende Beispiele illustrieren, was Phase 2 bedeutet:

> Frau Banner (86) war seit je eine nette, freundliche Frau. Sie lebt bei ihrer Tochter in Westchester und geht täglich spazieren, wobei sie alle Leute grüßt, als wären sie alte Jugendfreunde von ihr. Sie verirrt sich oft und findet dann nicht mehr nach Hause, weiß nicht einmal mehr in welcher Stadt sie sich befindet. Sie glaubt, in New Jersey zu leben, wo sie als junges Mädchen wohnte. Sie flirtet wie ein junges Mädchen mit jedem Mann, der im Haus erscheint, auch mit dem Polizisten, der sie bereits mehrmals wieder nach Hause bringen musste. Immer wieder erzählt sie die gleichen Geschichten von all ihren Freunden.
>
> Frau Naumann (91) lebt mit ihrem Mann (93), der sich um sie kümmert, seit sie vor etwa vier Jahren „verwirrt" wurde. Manchmal erkennt sie ihn nicht und hält ihn für einen Einbrecher. Sie schreit und befielt ihm, zu verschwinden und sie in Ruhe zu lassen. Hin

und wieder schlägt sie ihn. Sie war immer eine sehr kontrollierte und kontrollierende Frau gewesen, doch nun hat sie sich nicht mehr unter Kontrolle. Alle, die in ihre Nähe kommen, werden mit Schlägen vertrieben. Selbst die Krankenschwestern, die ihr jeden Morgen beim Anziehen helfen, werden verbal attackiert.

Herr Walter (85) lebt allein in einer Kleinstadt. Seine vier Kinder kümmern sich täglich abwechselnd um ihn. Sobald er eine Frau sieht, fängt er an zu flirten und deren Äußeres anzüglich zu kommentieren. Selbst seine Tochter wird manchmal auf den Po getätschelt, wenn er sie nicht als Tochter erkennt. Herr Walter findet überall sexuelle Bezüge und äußert diese ungeniert. Manchmal masturbiert er in Gegenwart anderer Leute. Seine Kinder schämen sich dessen; sie wollen nicht mit ihm aus dem Haus gehen und sind ratlos.

In der dritten Phase wird die primär verbale Kommunikation eingestellt. Menschen in dieser Phase verständigen sich durch Bewegungen oder Geräusche. Ihr Mitteilungsbedürfnis ist so stark wie meines oder Ihres, sie haben allerdings die Fähigkeit oder den Wunsch verloren, mit der „Realität" Kontakt aufzunehmen und mit uns, mit der Umgebung zu interagieren. Sie haben sich noch weiter in sich selbst zurückgezogen. Das bedeutet, dass sie von ihrer Umgebung und den Mitmenschen nur noch selten Notiz nehmen. Sie sind in ihrer eigenen Welt gefangen, was ihren Bedürfnissen entspricht. Repetitive Bewegungen und Geräusche sind eigentlich eine Äußerung von Gefühlen, das Bedürfnis, nützlich zu sein (zu arbeiten) oder dazuzugehören. Mundbewegungen können Gefühle auslösen, die Verwendung neuer Wortverbindungen – für uns womöglich unverständliches Gestammel – ist in Wirklichkeit ein origineller Weg, zu sagen, was gesagt werden muss. Folgende Beispiele illustrieren, was Phase 3 bedeutet:

Frau Xaver (92) wandert in den Fluren des Pflegeheims herum, in dem sie seit einem Jahr lebt. Ihre Tochter war nicht mehr im Stande, sie zu Hause zu versorgen, weil Frau Xaver völlig inkontinent wurde, sich nicht mehr alleine waschen und anziehen, nicht mehr selbständig essen konnte und sich von allen Kontakten nach außen zurückzog. Frau Xaver trottet auf ihren noch immer kräftigen Beinen daher, bleibt gelegentlich stehen, um ein Papiertaschentuch, einen Stift, eine Gabel, oder irgend einen anderen Gegenstand aufzuheben, der auf ihrem Weg liegt. Wenn sie gegrüßt wird, blickt sie nicht auf. Sie spricht nur, wenn man ihr direkt eine einfache Frage stellt, etwa: „Möchten Sie eine Tasse Kaffee?“ Ihr Blick ist meist nach unten gerichtet; sie scheint in einer „anderen Welt“ zu leben. Um ihre persönliche Realität zu verstehen, ist es wichtig zu wissen, dass Frau Xaver in einer Stadt gewohnt hat, die im Krieg bombardiert wurde, und dass sie ihre zwei Kinder alleine großziehen musste, weil ihr Mann gefallen war. Jeder Tag bestand aus Angst und der verzweifelten Suche nach Nahrung und Kleidung.

Herr Peters (88) wird bei sich zu Hause von seiner Schwiegertochter betreut. Er ist völlig von ihr und dem ambulanten Pflegedienst abhängig, der jeden Tag kommt, um beim Waschen und Anziehen zu helfen. Wenn er dann in seinem großen Sessel im Wohnzimmer Platz genommen hat, schlägt er den ganzen Tag auf den Tisch ein, der vor ihm steht, oder reibt mit der Hand über die Tischplatte. Manchmal nimmt er einen Gegenstand auf und lässt ihn lange in der Hand kreisen. Herr Peters spricht nicht viel, nur hin und wieder kann man einzelne Worte hören, wie: „gut“ oder „passt.“ Wenn wir erfahren, dass Herr Peters eine eigene Schreinerei hatte und sechzig Jahre lang wunderbare handgefertigte Möbel herstellte, bekommt sein Verhalten einen Sinn.

Frau Klar (84) sitzt fest fixiert in ihrem Rollstuhl, weil sie immer aufstehen und herumlaufen will. Das Personal des Pflegeheims, in dem sie lebt, hat Angst, dass sie beim Herumgehen fallen und sich eine Hüfte brechen könnte. Frau Klar ist den ganzen Tag damit beschäftigt, ihr Kleid zu falten, Servietten, das Tischtuch oder irgend ein anderes weiches, glattes Material in Reichweite. Leise summt sie Bruchstücke alter Kinderlieder vor sich hin und sagt manchmal Dinge, die niemand verstehen kann, wobei sie sich anhört wie eine Mutter, die mit kleinen Kindern spricht. Um die Zeit, wenn der Schulunterricht endet, wird sie unruhig und schreit um Hilfe. Ihre Kinder besuchen sie nur selten, weil sie nichts mit ihr anzufangen wissen und den Eindruck haben, dass Besuche ihr nicht gut tun. Sie erkennt sie nicht und spricht nicht mit ihnen. Ihren Kindern ist nicht klar, dass Frau Klar als junge Mutter von drei Kleinkindern ihre glücklichste Zeit hatte. Sie kümmerte sich liebevoll um den Nachwuchs und richtete ihr ganzes Leben nach dem Glück und Wohlergehen der Kinder aus.

Die letzte Phase der Aufarbeitung ist die Phase 4. Dabei handelt es sich um einen völligen Rückzug aus der Realität. Menschen in Phase 4 liegen oder sitzen reglos da, sprechen nicht und haben keinerlei Verbindung zu ihrer Umgebung. Sie sind vollkommen von der Pflege anderer abhängig. Wir wissen nicht, was in den Köpfen von diesen Menschen vorgeht, weil sie mit uns nicht mehr verbal kommunizieren. Es ist äußerst schwierig, mit diesen Menschen Kontakt aufzunehmen. Deshalb ist eines der Ziele von Validation, ein Abgleiten in Phase 4 zu verhindern. Die Reaktionen der Menschen sind minimal, ein Lidschlag, ein Moment echten Blickkontakts, vielleicht die Bewegung eines Fingers oder eines Fußes, mehr nicht. Sie sind dem Tod näher als dem Leben, obwohl dieses Stadium Jahre anhalten kann.

Es gibt viele verschiedene Gründe für das Abgleiten oder Zurückziehen in tiefere Stadien der Desorientierung. Bei manchen Menschen liegen körperliche Ursachen für den Niedergang vor: Ein Schlaganfall führt zu bleibenden Gehirnschäden, Lähmung oder Sprachverlust. Sensorische Informationen gehen verloren, weil Augenlicht, Gehör, Tast-, Geruchs- und Geschmackssinn nachgelassen haben. Wenn keine Informationen ankommen, fällt die Orientierung schwerer. Wir alle kennen die Situation, dass wir in einem fremden Bett in einer fremden Umgebung aufwachen, schlaftrunken sind und zunächst nicht wissen, was los ist. Erst wenn auch unser sensorisches System erwacht und uns ausreichend informiert, gelingt die Orientierung. Ein Mangel an sensorischen Reizen isoliert und löst oft auch Angst aus. Zum Beispiel: Ein Mann setzt seinen Hörapparat nicht ins Ohr, weil er drückt. Er kann deshalb nicht am Gespräch teilnehmen und fühlt sich von seiner Familie abgeschnitten. Anstatt nun seine Energie für Kommunikationsversuche einzusetzen (was tatsächlich viel Energie braucht), hängt er einfach seinen Gedanken nach und stellt die Kommunikation mit den Leuten um ihn herum ein.

Es gibt psychische Verluste, die zu niederschmetternd sind. Der Tod der Ehefrau oder des Ehemanns, der Verlust eines Kindes oder der Umzug in eine andere Umgebung sind drei einschneidende Lebensereignisse, die oftmals ein entscheidender Auslöser für Rückzug sind. Als Mutter kann ich mir keinen größeren Schmerz vorstellen als mein Kind zu verlieren. Ich habe erlebt, wie Verwandte mit dem Verlust ihres 12-jährigen Sohnes umgegangen sind und dabei einen Eindruck bekommen von der gewaltigen psychologischen Flexibilität und Stärke, die es braucht, um so eine Krise durchzustehen, wieder arbeiten und weiterleben zu können. Oft bricht Frauen das Fundament ihres Lebens weg, wenn sie den Ehemann verlieren, an dem sie ihr ganzes Dasein orientiert haben. Mancher Mann war so sehr von seiner Frau abhängig, dass er völlig geschlagen und hilflos zurückbleibt, wenn sie nicht mehr da ist. Diese Krise zu meistern verlangt psychologische Stärke und Anpassungsfähigkeit. Es gibt sehr heimatverbundene Menschen. Sie haben ihr ganzes Erwachsenenleben an einem Ort verbracht. Oft ist er mit wichtigen Erinnerungen verbunden. Ein Haus kann auch ein Statussymbol sein oder Sicherheit signalisieren. Der Verlust der eigenen Wohnung, des eigenen Hauses kann verheerend sein. Oft löst ein Umzug Desorientierung aus, insbesondere bei Menschen, die in ein Heim umziehen müssen. Das Leben in einer Einrichtung kann verstärkte Desorientierung verursachen, weil eine Einrichtung nun mal kein „Zuhause" ist, nicht sicher, nicht vertraut, nichts Privates ist, und der Umzug ins Heim oft genug gegen den Wunsch der Bewohnerin oder des Bewohners stattgefunden hat. Um derlei psychische Verluste erfolgreich zu bewältigen, müssen enorme Kräfte und ein entsprechendes Verhaltensrepertoire zur Verfügung stehen, was bei vielen Leuten im hohen Alter nicht der Fall ist.

Im Alter häufen sich die Verluste, auch die sozialen Verluste. Sie betreffen unsere gesellschaftliche Rolle, den Platz, den wir früher eingenommen haben und heute einnehmen. Der Stellenwert der gesellschaftlichen Rolle für die eigene Identität ist je nach individueller Lebenssituation unterschiedlich groß. Dieser Stellenwert kann sehr hoch für uns sein, wenn unsere Identität eng mit dieser Rolle verbunden ist. Für viele Männer und Frauen bedeutet der Eintritt ins Rentenalter den Verlust ihrer Wichtigkeit. Ohne Arbeit sind sie nichts mehr wert. Manche können den Verlust ihres sozialen Netzwerks, der mit dem Tod von Freundinnen und Freunden einhergeht, nicht verwinden und werden isoliert.

Wir alle kennen Wege, um mit den Schwierigkeiten, die uns das Leben beschert, fertig zu werden. Je nach Lage der Dinge sind unsere Bewältigungsstrategien mehr oder weniger erfolgreich. Wer über ein breites Verhaltensrepertoire verfügt, kann sich im höheren Lebensalter besser anpassen.

In Alten- und Pflegeheimen werden die Bewohnerinnen und Bewohner oft auf eine Weise behandelt, die ihre Desorientierung noch verstärkt, anstatt sie zu motivieren, in unserem „Hier und

Jetzt" zu bleiben oder mit anderen zu kommunizieren. Das Leben in einem Mehr-Bett-Zimmer (es gibt noch immer 6-Bett-Zimmer) ist verwirrend und entpersönlichend. Beruhigungsmittel, als Einschlafhilfe oder zur Ruhigstellung verabreicht, drängen die Hochbetagten zum Rückzug in eine innere Welt. Oft werden ihnen Psychopharmaka (antipsychotisch wirkende Medikamente) verordnet, wenn sie sagen, dass sie etwas sehen oder hören, was das Personal nicht hört oder sieht, oder wenn sie vom Personal unerwünschtes Verhalten an den Tag legen. Solche Medikamente unterdrücken die Identität und schaden der Orientierung. Nicht selten werden Menschen, die ständig herumgehen, mit starkem Bewegungsdrang, aus Angst vor einem Sturz und Sturzverletzungen, fixiert. Die Pflegekräfte binden sie mit gepolsterten Gurten an ihren Stühlen fest oder platzieren sie in einen Sessel mit vorgesetztem Tablett. Für eine Person, die das starke Bedürfnis hat, sich zu bewegen, sind diese Beschränkungen eine Tortur. Für eine Person, die das starke Bedürfnis hat, sich auszudrücken, können sich Beruhigungsmittel oder andere dämpfende Medikamente anfühlen wie Ertrinken. Ist der Rückzug ins Innere nicht sehr verständlich? Die Realität ist allzu schmerzhaft. Sie befriedigt keines ihrer Bedürfnisse. Das Verweilen in quälenden Umständen ist nicht verlockend. Oftmals ist das der Grund, warum desorientierte Menschen noch desorientierter werden und sich noch tiefer in die Aufarbeitungsphasen hineinbegeben.

Teil II
Wie Sie mit Ihrem desorientierten Familienmitglied kommunizieren können

Die Arbeit beginnt: Bereiten Sie sich auf die Validation vor

Validation ist eine Methode zur Kommunikation mit desorientierten sehr alten Menschen. Ausgangspunkt ist die Theorie, auf der sie beruht. Wenn Sie die bislang erläuterten Prinzipien akzeptieren und verstehen, welche Bedürfnisse desorientierte Hochbetagte ausdrücken, verfügen Sie über eine solide Basis zum Einsatz von Validation. Die Grundlage ist die innere Haltung, mit der Sie anderen Menschen begegnen. Bei der Validation verwenden wir Empathie, um in die persönliche Welt des desorientierten Menschen einzutreten. Empathie ist die Fähigkeit, die eigenen Gefühle beiseite zu lassen, sich für eine Weile die Gefühle des anderen Menschen zu eigen zu machen und sich auf dessen Gefühle einzulassen. Das ist etwas anderes als Schauspielen, Täuschung, Betrug oder Projektion. So einfach es klingt, ist es oft der schwierigste Aspekt validierender Arbeit. Validation besteht aus:

- zentrieren,
- beobachten,
- den passenden Abstand finden,
- Empathie entwickeln,
- geeignete verbale Techniken einsetzen (sie werden im Folgenden beschrieben),
- geeignete non verbale Techniken einsetzen (sie werden ebenfalls im Folgenden beschrieben),
- das Gespräch positiv ausklingen lassen.

Zentrieren

Jedes Mal, bevor Sie validieren, müssen Sie sich „zentrieren". Zentrieren heißt, den „Lärm" in Ihrem Innern zum Schweigen bringen, die eigenen Gefühle ausblenden, dem Gedankenstrom in Ihrem Kopf Einhalt gebieten und mit den inneren Stärken und Kräften in Verbindung treten. Wenn Sie meditieren, Yoga oder eine Form des Kampfsports praktizieren, sind Ihnen diese Begriffe bereits vertraut. Sie haben das „Zentrieren" wahrscheinlich bereits geübt und kennen dieses äußerst wichtige Instrument, das Sie künftig sehr häufig einsetzen müssen. Wenn es neu für Sie ist, nehmen Sie sich bitte Zeit, das „Zentrieren" zu erlernen. Zentrieren ist das, was Sie tun sollten, wenn Sie sich hilflos fühlen oder wenn Sie mit schrecklichen, Furcht erregenden Dingen konfrontiert werden. Zentrierung ist der erste Schritt zu Empathie. Es gibt zahlreiche Möglichkeiten, Zentrierung zu üben. Eine Freundin hat mir folgende Anregungen gegeben:

1. Setzen Sie im Geist die Füße fest auf den Boden. Verbinden Sie sich mit der Erde.
2. Stellen Sie eine imaginäre Verbindung her zwischen Ihrem Kopf und dem Universum – ich stelle mir meist einen Sternenhimmel oder einen Regenbogen vor.
3. Stellen Sie eine Verbindung her zwischen Ihrem Steißbein und der Erde und verankern Sie sich in ihr.
4. Stellen Sie sich die Wirbelsäule als Perlenschnur vor, bei der sich von der obersten Perle beginnend, eine Perle unter die andere reiht. Wenn Sie sich nun in Ihre Wirbelsäule einfühlen, spüren Sie die Stärke und Zentriertheit. Sie können den Zustand testen, indem Sie im Geiste eine der Perlen aus der Schnur verrücken und auf die körperliche Veränderung achten – bringen Sie die Perlen wieder in eine Reihe und gewinnen Sie so Zentrum und Stärke wieder.

Wenn die hier verwendeten Worte bei Ihnen nichts bewirken, ist das nicht weiter schlimm. Suchen Sie Ihren eigenen Weg. Welchen Weg Sie dabei wählen, ist unwichtig. Im Anhang werden verschiedene Zentrierungsübungen vorgestellt.

Beobachten

Einmal zentriert, müssen Sie Ihr desorientiertes Familienmitglied sorgfältig beobachten. Das können Sie am besten aus einiger Entfernung tun. Bitte achten Sie auf Folgendes:

Das Haar: Ist es ordentlich gekämmt oder wirr?

Die Augen: Sind sie weit aufgerissen, drücken sie ein bestimmtes Gefühl oder Anspannung aus?

Die Stirn: Weisen die Brauen nach oben oder nach unten?

Die Nase: Ist sie schmal oder beben die Nasenflügel?

Die Lippen: Bilden sie einen Schmollmund, sind sie zerbissen, zu einem Lächeln verzogen?

Die Kiefer: Sind sie angespannt oder entspannt?

Der Mund: Auf welches Gefühl lässt seine Stellung schließen?

Die Schultern: Sind sie hochgezogen, hängen sie, sind sie nach vorn oder nach hinten gezogen, zusammengesunken?

Die Brust: Wie atmet die Person? Atmet sie schnell, langsam, in den Brustkorb oder in den Bauch?

Die Körperhaltung: Spiegelt die Haltung eine gewisse Stimmung oder einen bestimmten Zustand?

Die Arme und Hände: Sind sie angespannt oder entspannt, bewegen sie sich?

Die Beine und Füße: Sind sie angespannt oder entspannt, weit auseinander oder eng aneinander gestellt, angezogen oder ausgestreckt?

Die räumlichen Bewegungen: Sind sie gezielt oder ungezielt, harmonisch oder steif?

Der Schlüssel ist herauszufinden, in welchem Zustand sich der desorientierte Mensch befindet. Je mehr Informationen Sie durch schlichtes Beobachten sammeln, desto leichter fällt Ihnen die erste Annäherung. Wenn Sie sich nun der Person nähern, zentriert und beobachtend, versuchen Sie, sich anzupassen. Mit Anpassen meine

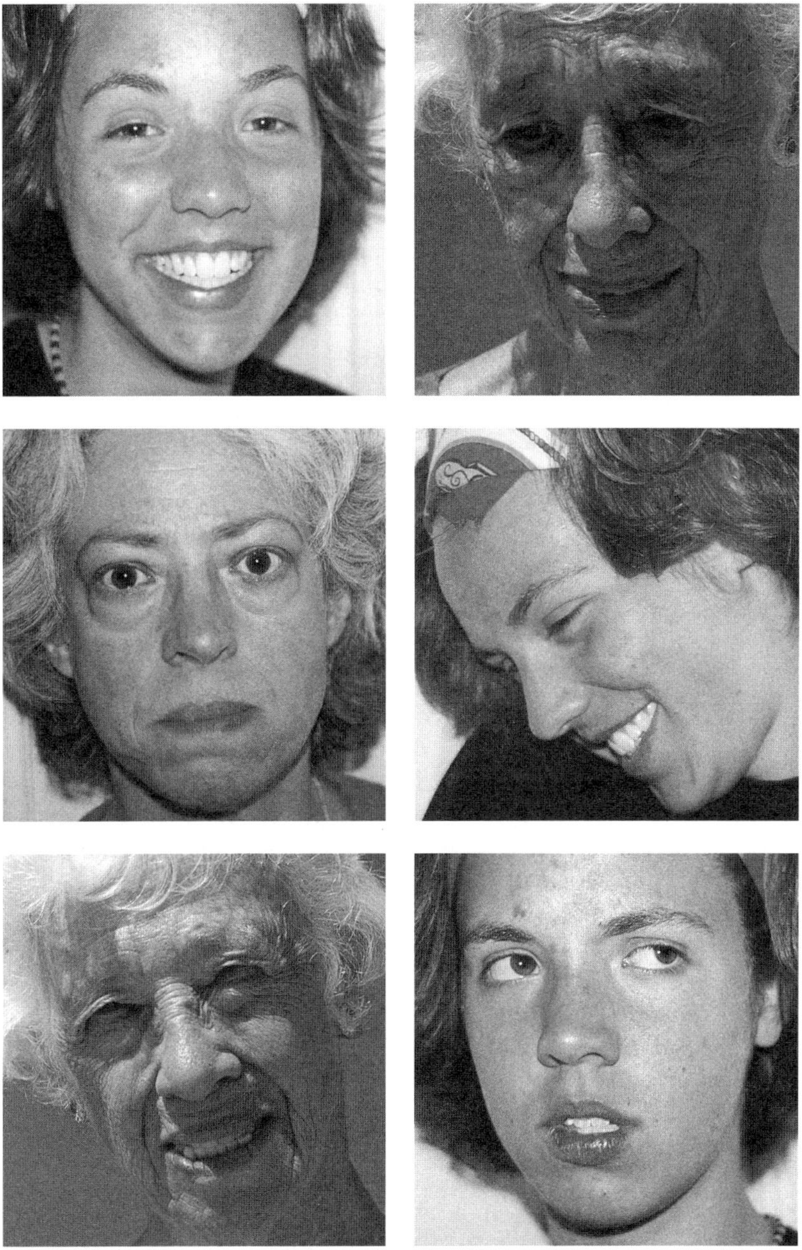

Abbildung 3 bis 8: Welche Gefühle spiegelt der Gesichtsausdruck wider?

ich, selbst eines der körperlichen Merkmale zu übernehmen. Vielleicht können Sie im gleichen Rhythmus atmen, die Stirn runzeln, die Gefühle spiegeln, die Ihr Gegenüber ausstrahlt. Manche Menschen lernen nur mühsam, die Gefühle anderer wahrzunehmen und zu spiegeln. Das ist aber der zweite entscheidende Schritt der Kommunikation.

Nonverbal ausgedrückte Gefühle zu erkennen, fällt Menschen manchmal schwer, wenn sie das nicht oft machen. Üben Sie diese Fähigkeit anhand der Bilder in Abbildung 3. Versuchen Sie, die unterschiedlichen Gefühle zu identifizieren, und achten Sie besonders auf den Gesichtsausdruck der Person.

Finden Sie den passenden Abstand

Wenn Sie sich einer Person nähern, die Sie validieren möchten, dürfen Sie nicht erwarten, dass Sie erkannt werden. Versuchen Sie festzustellen, was in ihr vorgeht, erspüren Sie die Energie, die Ihnen entgegenkommt.Sätze wie „Er nimmt viel Raum ein“ oder „Sie war völlig unsichtbar“ machen dies deutlich. Wir empfinden es als Übergriff, wenn uns jemand allzu nahe kommt, unseren „Wohlfühlabstand“ nicht einhält. Der normale, gesellschaftlich akzeptierte Abstand ist die Entfernung zwischen zwei Personen, die sich die Hände reichen. Unter normalen Umständen fühlen sich die meisten Menschen dabei am wohlsten; ihre Energiefelder berühren sich, ohne sich zu überschneiden. Wenn wir Vertrauen fassen und nähere Bekanntschaft schließen, lassen wir andere Menschen schließlich näher an uns heran. Es ist interessant, zu beobachten, wie nahe wir, je nach Umstand, anderen Menschen kommen. Beim Validieren müssen Sie Ihrem Gegenüber so nahe kommen, dass dieses Ihre Anwesenheit wahrnimmt, zugleich aber dessen im Moment gewünschte Nähe oder Distanz respektieren. Ein Mensch in der ersten Phase braucht zunächst einmal den normalen Abstand, und zwar so lange, bis Vertrauen und eine enge Beziehung entstanden sind. Bitte beachten Sie, dass körperliche Nähe nicht automatisch erlaubt ist, selbst wenn Sie Partner oder Partnerin, Sohn oder Schwester der anderen Person sind. Wichtig ist vor allen Dingen, sich zu zentrieren und die eigenen Bedürfnisse beiseite zu lassen, um die Bedürfnisse des Gegenüber wahrnehmen zu können. Ein Mensch in Phase 2 wird erfahrungsgemäß mehr Nähe brauchen. So akzeptiert beispielsweise eine Frau in der Phase 2, die sich um gesellschaftliche Normen und Regeln nicht mehr schert, Nähe eher. Wenn Sie Kontakt aufnehmen wollen, müssen Sie ihr näher kommen, weil sie sich in ihre eigene Welt zurückgezogen hat. Meiner Erfahrung nach kann man auf einen Menschen gut auf etwa 20 cm herankommen. Weil aber jeder Mensch einmalig ist und die individuellen Bedürfnisse verschieden sind, muss man sich bei der Kontaktaufnahme „einfühlsam herantasten". Menschen in Phase 3 haben sich noch weiter zurückgezogen, weshalb wir ihnen zur Kontaktaufnahme noch näher kommen müssen. Oft müssen wir die Person berühren, nur damit sie unsere Anwesenheit wahrnimmt. Menschen in Phase 4 brauchen die größte Nähe. Sie haben ihre Energie vollständig in sich gezogen. Sie wirken abwesend, sind „nicht mehr da". Berührung ist entscheidend, um Kontakt herzustellen.

Entwickeln Sie Empathie

In diesem Stadium der Kontaktaufnahme mit der Person, die Sie validieren möchten, müssen Sie Empathie entwickeln. Empathie ist mehr als Interesse an der anderen Person zu zeigen. Empathie ist mehr als Sympathie für den anderen zu empfinden. Empathie bedeutet, die Gefühle, welche die andere Person in dem Moment empfindet, selbst zu spüren. Sie haben sich zentriert und die eigenen Gedanken und Gefühle geklärt. Sie haben beobachtet, was für Gefühle im Innern der anderen Person vorgehen. Wenn Sie sich ihr nun vorsichtig nähern und sich in den richtigen Abstand hineinfühlen, müssen Sie sich auch auf ihre Gefühle einlassen und einstellen. Das fällt manchen Leuten leicht, anderen äußerst schwer. Das ist keine Schauspielerei. Das ist kein Abstempeln.

Setzen Sie geeignete Techniken ein

Die zur Validation eingesetzten Kommunikationstechniken sind verschiedenen Strömungen entnommen und werden auch in anderen Therapieformen angewandt. Eine breite Palette von Kommunikationstechniken zu besitzen eröffnet einem mehr Möglichkeiten der Kontaktaufnahme. Ich werde nun die brauchbarsten Techniken für jede einzelne Phase der Aufarbeitung darstellen. Eignen Sie sich zwei oder drei dieser Techniken an; solche, die Ihnen selbst am besten entsprechen und für Ihren Angehörigen am besten funktionieren.

Erfolgreiche Techniken für den Umgang mit Menschen in Phase 1

Stellen Sie offene Fragen. Fragen, die nicht mit „ja“ oder „nein“ beantwortet werden können, fangen meist mit „wer“, „was“, wo“, „wann“ oder „wie“ an. Bitte vermeiden Sie „Warum“-Fragen.

Mit offenen Fragen wird erkundet, was im Augenblick wichtig ist, sie regen das Gespräch an. Gesellschaftlich übliche Floskeln, etwa „Wie geht es dir?“ und „Was ist los?“ sind gute Einstiege. Bitte denken Sie daran, dass mit erhobener Stimme zu einer Frage umformulierte Feststellungen keine offenen Fragen sind. Ein Beispiel: „Du wirkst so besorgt, hm?“

Die Verwendung geschlossener Fragen ist o.k., aber einschränkend. Eine geschlossene Frage kann mit einem „Ja“ oder „Nein“ beantwortet werden. Ein Beispiel: „Alles in Ordnung?“ Allzu viele geschlossene Fragen können das Gespräch zur Ausfragerei anstatt einer Konversation machen und Misstrauen auslösen. „Warum stellst du mir solche Fragen? Was willst du von mir?“ Gelegentlich geschlossene Fragen zu stellen ist normal und in Ordnung; versuchen Sie aber, eine offene Frage anzuhängen: „Alles in Ordnung?“, „Was ist los?“, „Wo tut’s weh?“

Die „Warum“-Frage fehlt in dieser Reihe und das aus sehr gutem Grund. Wenn Sie jemanden fragen, warum er oder sie so empfindet oder denkt, helfen Sie der Person nicht dabei, ihre Gefühle auszudrücken. Bei der Bitte um eine Erklärung geht es um das eigene Bedürfnis; sie entspringt unserem Wunsch, die betreffende Person zu verstehen. Meist kann sie aber keine Begründung für ihre jeweiligen Gedanken und Empfindungen liefern. Eine „Warum“-Frage setzt kognitive Fähigkeiten und Einsicht voraus, Eigenschaften, die bei desorientierten Menschen sicher fehlen. Das Wort „warum“ kann brüskierend sein und Irritation, Ärger oder Frustration auslösen. Es hilft nicht dabei, eine vertrauensvolle Beziehung und ein vertrauliches Gespräch anzuregen.

Beispiel:

Ich: „Guten Morgen Frau C. Wie geht es Ihnen heute?"

Frau C.: „Schrecklich" (Sie runzelt die Stirn und wirkt angespannt.)

Ich: „Was ist passiert?"

Frau C.: „Man hat mir alle Sachen gestohlen."

Ich: „Was fehlt denn?"

Frau C.: „Mein Schmuck."

Ich: „Wissen Sie, wer ihn weggenommen hat?"

Frau C.: „Diese eine Krankenschwester, die dunkelhaarige."

Formulieren Sie das soeben Gesagte **um** und verwenden Sie dabei die wichtigsten, also die emotional aufgeladenen (d.h. die entsprechend betonten) Worte. Das Umformulieren ist nicht ein bloßes Wiederholen des gerade Gesagten, um eine Gesprächspause zu füllen. Das Umformulieren muss mit Empathie und Konzentration erfolgen, andernfalls kann der Eindruck von Nachäffen entstehen. Ziel des Umformulierens ist, dem Gegenüber zu zeigen, dass Sie dessen Äußerungen auf einer tiefen Ebene tatsächlich verstanden haben. Bei richtiger Umformulierung fühlt sich die andere Person verstanden und akzeptiert. Oft wird sie mit dem Ausruf: „Ja, ganz genau!" reagieren.

Frau C.: „Sie kommt immer in *mein* Zimmer rein und nimmt *meine* Sachen weg."

Ich: „Sie nimmt *Ihre* Sachen aus *Ihrem* Zimmer?"

Frau C.: „Das können Sie mir glauben!"

Fragen Sie nach dem Extrem, um die Grenzen einer Angelegenheit herauszufinden. Verwenden Sie Worte wie „immer", „nie" oder fragen Sie nach der Häufigkeit oder Menge.

Ich: „Wie oft tut sie das?"

Frau C.: „Jeden Tag."

Ich: „Nimmt sie alles weg oder immer nur eine Sache?"

Fragen Sie nach dem Gegenteil, um herauszufinden, was wäre, wenn das Gegenteil wahr ist.

Ich: „Gibt es Tage, an denen sie nicht in Ihr Zimmer kommt und Sachen wegnimmt?"

Frau C.: „Jetzt, wo Sie es sagen ... Wenn Sie in der Nähe sind, nimmt sie nichts weg."

Es fällt nicht schwer und macht Spaß, **sich an vergangene Zeiten zu erinnern**, wenn Ihr Verwandter entsprechender Stimmung ist. Dafür bieten sich viele Gelegenheiten. Sie können zusammen ein Fotoalbum betrachten oder eines anlegen, beim Schreiben der Autobiografie helfen oder einfach nach gewöhnlichen Lebensereignissen aus der Vergangenheit fragen. „Erinnerst du dich an die Zeit, als ..." Auch folgende Fragen sind geeignet, mehr herauszufinden: „Was war der wichtigste Augenblick in deinem Leben?", „Wann warst du am glücklichsten?", „Was war deine schwierigste Zeit?" usw.

Finden Sie heraus, welcher **bewährte Bewältigungsmechanismus** Ihrem Familienmitglied helfen könnte, ein bestimmtes, aktuelles Problem zu lösen. Gewisse Probleme treten im Laufe des Lebens immer wieder auf und Strategien, die uns früher geholfen haben, können uns immer wieder nützlich sein. Ein Beispiel:

Frau C.: „Ich kann nicht schlafen. Die Nachbarn machen so viel Lärm; ich liege die ganze Nacht wach."

Ich: „Haben Sie das früher auch schon mal erlebt?"

Frau C.: „Ja, damals, als wir in der alten Wohnung lebten, in der billigen, mit den papierdünnen Wänden, hörten wir alles mit."

Ich: „Was haben Sie damals getan?"

Frau C.: „Vater hat der Lärm nie gestört, aber ich habe manchmal Ohrstöpsel verwendet. Wissen Sie, man kann kleine Stückchen Toilettenpapier zusammenrollen und recht gute Ohrstöpsel daraus machen."

Ich: „Könnten Sie jetzt auch solche Ohrstöpsel machen? Wäre das vielleicht eine Hilfe?"

Frau C.: „Das hab' ich ganz vergessen. Bringen Sie mir etwas Toilettenpapier, dann zeig' ich Ihnen, wie ich das immer gemacht habe."

Es gibt noch eine weitere, letzte hilfreiche Technik, nämlich das **Ansprechen des bevorzugten Sinnesorgans.** Diese Technik ist komplizierter zu erklären und verlangt einen differenzierteren Einsatz.

Sie kommt aus dem Bereich der Neurolinguistischen Programmierung (NLP), einem praktischen Modell zur zwischenmenschlichen Kommunikation und Veränderung menschlichen Verhaltens. Zwei Kalifornier haben es Mitte der 70er Jahre des vorigen Jahrhunderts entwickelt. Die Kernbotschaft lautet, dass jeder Mensch einen bevorzugten Sinn hat (Sehen, Hören, Riechen, Schmecken, Tasten), den er häufiger einsetzt als andere, der den ersten Filter für Informationen darstellt. Wir haben ein „Einsehen“, was die andere Person meint, wir „hören“, was sie sagt, oder die Information „trifft“ uns schwer. Wenn wir das bevorzugte Sinnesorgan eines anderen Menschen ansprechen, kommen die Informationen oder Botschaften besser an und das stärkt die Verbindung. Wenn ich also weiß, dass der oder die andere ein visueller Typ ist, werde ich eher eine Reaktion auslösen, wenn ich frage: „Wie sehen Sie das?“ Ich spreche in diesem Fall „die gleiche Sprache“, die nicht erst übersetzt werden muss. Wenn Sie sich an das bevorzugte Sinnesorgan wenden, entsteht schneller Vertrauen, wird die Kommunikation leichter.

Der einfache Weg, um den bevorzugten Sinn einer Person zu ermitteln, ist, auf ihre Wortwahl zu achten. Setzt sie sehr häufig visuelle Worte ein? Hören Sie auf die sensorischen Worte. Hier einige Wortbeispiele:

visuell	**auditorisch**	**kinästhetisch**	**non-sensorisch**
sehen/Ansicht	laut/leise	fühlen	denken
dunkel/hell	schrill	warm/kalt	sich fragen
wolkig	fragen	weich/hart	finden
neblig	sprechen	Druck	wollen
klar	sagen/hören	Berührung	gut/schlecht
sonnig	singen	feinfühlig	nett/lustig
blind	einstimmen	aufgeregt	unangenehm
rot, blau,	summen	angespannt	
grün, etc.	Lärm	glatt/rau	
glitzern	schnarchen	trocken/nass	
starren	knallen	feucht	
	scharren		
	trommeln		
	ruhig		

Wenn Sie das bevorzugte Sinnesorgan ausgemacht haben, benutzen Sie es zur Erforschung der Situation der anderen Person.

Frau C.: „Diese Nachbarin hält mich mit ihrem *Lärm* die ganze Nacht wach. Ich habe tagelang nicht geschlafen."

Ich: „Wie *hört* sich der Lärm an?"

Frau C.: „Es beginnt mit einem lauten Rumpeln, als würde sie Möbel verrücken. Sie geht nicht, sie trampelt ins Bad, und dann höre ich pausenlos das Wasser rauschen, als ginge andauernd die Toilettenspülung. Diese Frau pinkelt wohl die ganze lange Nacht."

Zusammenfassung der Techniken für desorientierte Menschen, die noch zusammenhängende Gespräche führen können:

- Stellen Sie offene Fragen: wer, wo, wann oder wie.
- Formulieren Sie das, was die Person gesagt hat, um, und verwenden Sie die Schlüsselworte.
- Fragen Sie nach dem Extrem.
- Sprechen Sie die Vergangenheit an.
- Suchen Sie einen vertrauten Bewältigungsmechanismus.
- Sprechen Sie das bevorzugte Sinnesorgan an.

Erfolgreiche Techniken für den Umgang mit Menschen in den Phasen 2 und 3

Wenn sich eine desorientierte Person zusammenhängend mit Ihnen unterhalten kann, können Sie alle oben genannten Techniken einsetzen. Bei Menschen mit eingeschränktem verbalem Mitteilungsvermögen müssen Sie eine andere Fragetechnik einsetzen. Weil offene Fragen schwer zu beantworten sind, wenn man beispielsweise an Aphasie leidet oder das Sprachzentrum des Gehirns anderweitig beschädigt ist, empfiehlt es sich, *geschlossene Fragen zu stellen*, also Fragen, auf die mit einem „Ja" oder „Nein" reagiert werden kann. Verwenden Sie leicht verständliche Worte oder solche, die in die jeweilige Lebensgeschichte passen, z. B. Begriffe aus der Arbeitswelt. Es empfiehlt sich auch, *zwei mögliche Antworten zur Auswahl* anzubieten. Etwa so:

Frau C.: (Sie sieht traurig aus, hat die Augen niedergeschlagen, sitzt leicht vornüber gebeugt, zusammengesackt auf dem Stuhl, die Hand reibt mit langsamen, bürstenden Bewegungen über die Tischplatte)

Ich: „Frau C., Sie sehen traurig aus. Wären Sie lieber daheim oder bei der Hausarbeit?"

Ich habe diese beiden „Bedürfnisse" angesprochen, weil ich Frau C.'s Lebensgeschichte kenne und weiß, dass sie in ihrem Leben immer gerne bei ihren Kindern zu Hause und sehr gerne aktiv war.

Wenn jedoch eine Person nur minimal mit Worten kommuniziert, konzentrieren Sie sich besser auf die nun folgenden, nonverbalen Techniken.

Spiegeln bedeutet, die Körperhaltung, Bewegungen, den Gesichtsausdruck, ja selbst den Atemrhythmus des anderen Menschen wiederzugeben. Sie können nur ein Element spiegeln oder alle Elemente. Sie können auch die Stimmlage spiegeln. Im Bereich der Validation ist Spiegeln etwas anderes als Nachahmen. Schlichte Nachahmung ist Kopieren um des Kopierens willen. Durch Spiegeln aber soll sich Empathie und eine nonverbale Art der Kommunikation entwickeln. Die hinter einer repetitiven Bewegung verborgene Bedeutung etwa ist oft besser verständlich, wenn sie gespiegelt wird. Spiegeln bedeutet, sich ganz auf die innere Welt der anderen Person einzulassen.

Echter, tiefer Blickkontakt steht am Beginn jeder tiefen oder intimen Beziehung. Blickkontakt verbindet Menschen. Begeben Sie sich auf Augenhöhe des anderen Menschen, nähern Sie Ihr Gesicht seinem an, beobachten Sie dann dessen Gesicht und Augen sehr eingehend; das ist eine Einladung zum Blickkontakt.

Berührung kann zu einem Menschen, der sich ganz in seine Innenwelt zurückgezogen hat, Kontakt herstellen. Eine leichte Berührung am Arm oder an der Schulter ist eine Möglichkeit der Kontaktaufnahme. Bitte vergessen Sie nie, sich vorher zu vergewissern, dass der andere weiß, dass Sie da sind. Wünschen Sie einen „Guten Morgen“, oder machen Sie sich mit einer anderen Begrüßung bemerkbar. Treten Sie nun sehr nah heran, versuchen Sie, Blickkontakt aufzunehmen, berühren Sie ihn dann vorsichtig, mit dem Ziel, Kontakt herzustellen und eine Beziehung aufzubauen. Eine andere Art, einen Menschen zu berühren, wird „verankertes Berühren“ genannt. Sie entstammt dem Konzept des Verankerns, d. h. dem Herstellen einer Verbindung zwischen einem Gefühlszustand und einer körperlichen Empfindung. In unserem Fall geht es um die Verbindung zwischen einem Gefühl und einer Berührung. Naomi Feil hat festgestellt, dass sich die meisten alten Leute bei einer bestimmten Art der Berührung ihrer Wangen an die Mutter erinnern, eine Berührung am Scheitel erinnert sie an den Vater, eine Berührung den Kiefer entlang verbindet sie gefühlsmäßig mit dem Ehemann oder der Ehefrau, eine Berührung an der Schulter mit Geschwistern oder engen Freunden, und schließlich lösen kleine, kreisförmige Bewegungen mit den Fingerspitzen am Nacken Erinnerungen an die eigenen Kinder aus.

Jede Berührung muss im Kontext der entsprechenden „Unterhaltung“ stattfinden. Es ist verwirrend, wenn Sie davon sprechen, wie schön es doch bei Mutter zu Hause war und dabei die „freundschaftliche Berührung“ einsetzen. Berührung und Gesprächsthema müssen übereinstimmen. Jede Berührung muss mit Empathie verbunden sein, die Gefühle des anderen spüren. Sie müssen mit sich selbst in Einklang sein. Berührungen wollen sorgfältig überlegt und dann achtsam und liebevoll durchgeführt sein.

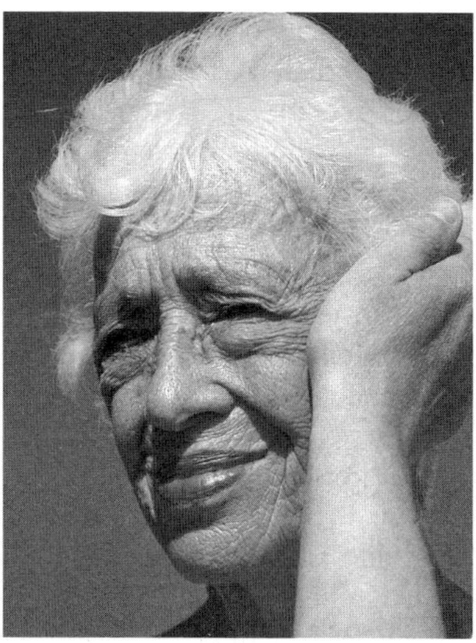

Abbildung 9: Mutter-Berührung

Mit klarer, warmer Stimme sprechen ist hilfreich, wenn es um emotional neutrale Themen geht. Vielen Menschen ist gar nicht bewusst, dass sie streng, belehrend oder herablassend klingen. Senken Sie jeweils deutlich am Ende Ihrer Sätze die Stimme, oder ist

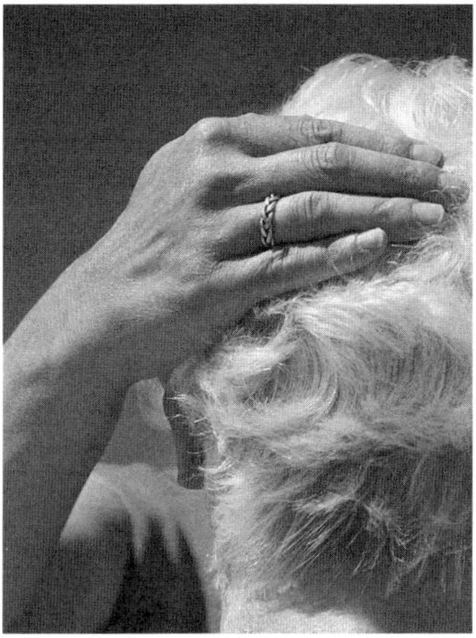

Abbildung 10: Vater-Berührung

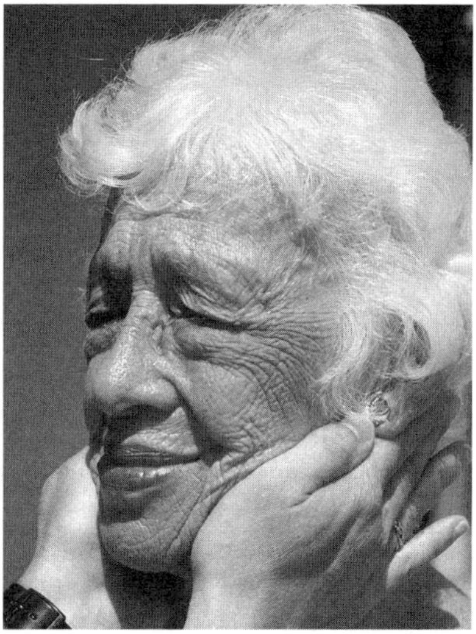

Abbildung 11: Partner-Berührung

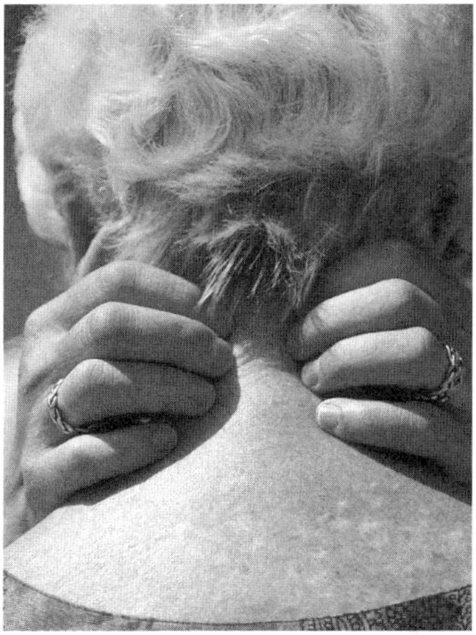

Abbildung 12: Kind-Berührung

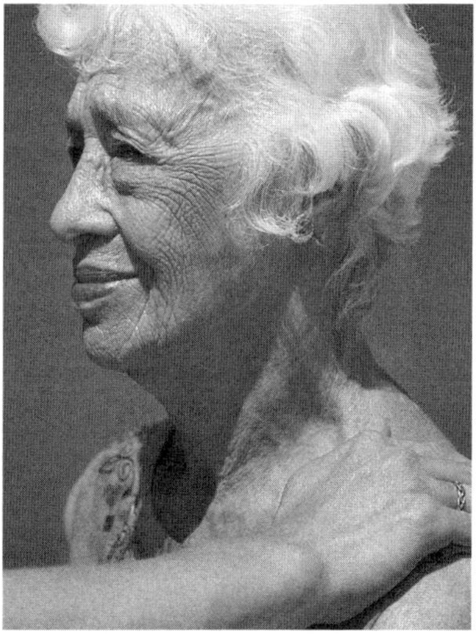

Abbildung 13: Geschwister-/Freund-Berührung

das Gegenteil der Fall? Achten Sie auf den Klang Ihrer Stimme, wenn Sie mit Ihrem desorientierten Angehörigen sprechen. Wenn Ihr Verwandter Gefühle ausdrückt, ist es wichtig, die eigene Stimme entsprechend anzupassen. Ist die Person verärgert, müssen Sie den Ärger spiegeln, ist Trauer erkennbar, soll auch Ihre Stimme traurig klingen. Achtung: Wenn Sie „so tun als ob" oder heucheln, wird Ihre Stimme niemals ehrlich klingen. Wenn Sie sich empathisch einfühlen, wird sich auch Ihr Ton entsprechend anpassen.

Beobachten Sie die Gefühlsäußerungen, passen Sie Ihre Gefühle entsprechend an und äußern Sie Ihre Gefühle gefühlvoll. Dieses Vorgehen bewährt sich bei Menschen, die ihre Gefühle nonverbal ausdrücken, etwa indem sie mit der Faust auf den Tisch schlagen oder herumwandern, kratzen, falten, brüllen oder weinen. Stellen Sie sich zuerst innerlich ganz auf Ihr Familienmitglied ein. Das bedeutet: sehr sorgfältiges Beobachten, dann Einnehmen der entsprechenden Körperhaltung, Übernehmen der Tonlage und Stimmung. Wenn Sie das mit Empathie tun, wird sich in Ihrem Innern ein bestimmtes Gefühl, eine bestimmte Empfindung herauskristallisieren. An dieser Stelle können Sie einfach sagen, was Sie fühlen oder Ihr Gegenüber vermutlich fühlt. Ein Beispiel:

> Frau Weber stapft auf dem Flur hin und her. Am Ende des Flurs angelangt, stößt sie gegen die Wand, macht kehrt und geht wieder zurück. Ihr Blick ist gesenkt, ihre Lippen sind angespannt zusammengepresst, Hals- und Kiefermuskulatur sind verspannt. Die Hände bilden eine lockere Faust und liegen am Körper an. Ich beobachte sie einen Moment, dann passe ich meinen Gesichtsausdruck ihrer Miene an, gehe neben ihr her, spiegle ihre Schritte und den Richtungswechsel – wobei ich nicht gegen die Wand stoße, wie sie es tut, weil ich das für unangemessen oder unehrlich halte. Ich merke, wie sich mein Nacken und meine Kiefer verspannen, und das verbinde ich mit Wutgefühlen. Meine Tonlage fällt ab, und ich sage mit Wut in der Stimme: „Sie scheinen ziemlich wütend zu sein." Wenn ich richtig liege, wird mich Frau Weber anschauen und reagieren. Wenn ich mich irre, wird sie mich einfach ignorieren und weitermachen. Dann muss ich mich neu einstellen und herausfinden, was mir entgangen ist oder was ich falsch gemacht habe.

Verwenden Sie Mehrdeutigkeit, wenn Sie ein bestimmtes Wort oder einen bestimmten Satz nicht verstanden haben. Sie setzen also statt der korrekten Eigennamen unbestimmte Fürwörter ein. Das ist eine Möglichkeit, die hinter den Fakten verborgene, tiefere Bedeutung des Gesagten zu entschlüsseln. Hier ein Beispiel:

Frau C.: „Frönd ist weg." (Sie sagt es traurig, mit besorgter Miene.)

Ich: „Es ist weg?" (Dabei spiegle ich Tonlage und Gesichtsausdruck.) „Wo ist es hin?" oder „Ist es schon lange weg?"

Das Wort „Frönd" könnte ein Name sein oder soll vielleicht „Freund" heißen. Was auch immer es ist, wichtiger sind die damit verbundenen Gefühle. Versuchen wir also, die Empfindungen und Gefühle zu erkunden, Fakten sind nicht so wichtig. Oft verheddern wir uns beim Versuch, Worte zu verstehen, und verlieren dabei den Sinn des Gesagten aus den Augen.

„Verhalten mit dem Bedürfnis verknüpfen" ist eine Technik, die bei desorientierten alten Menschen, die nicht mit Worten kommunizieren, sondern durch Bewegungen ihre Bedürfnisse mitteilen, am besten wirkt. Erinnern Sie sich an die bereits genannten Grundbedürfnisse des Menschen:

- die physiologischen Bedürfnisse nach Ernährung, Behausung, sexueller und sensorischer Stimulierung,
- das Bedürfnis nach Schutz und Geborgenheit,
- das Bedürfnis nach Liebe und Verbindung zu anderen Menschen,
- das Bedürfnis nach Wertschätzung und Achtung durch andere,
- das Bedürfnis, nützlich zu sein und/oder das Bedürfnis nach identitätsstiftender Arbeit,
- das Bedürfnis, Umwelt und Mitmenschen zu verstehen,
- das Bedürfnis nach Harmonie und innerem Gleichgewicht,
- das Bedürfnis, vor dem Tod unerledigte Angelegenheiten aufzuarbeiten.

Auch bei dieser Technik handelt es sich um den Versuch, die tiefere Bedeutung des Ausgedrückten aufzugreifen. Hier ein Beispiel:

Frau C. nimmt bedächtig alle Sachen aus einer Schublade. Jedes Teil wird inspiziert und dann beiseite gelegt, auf ihr Bett. Sie rubbelt jeden Gegenstand kräftig. Als die Schublade leer ist, legt sie ein Stück nach dem anderen wieder hinein. Sie ist hochkonzentriert bei der Sache. Ihr Mienenspiel drückt Konzentration aus, nichts anderes, keine Wut, keine Trauer, keinen Schmerz. Ich weiß, dass Frau C. in einer Fabrik am Montagefließband gearbeitet hat und vermute, dass sie im „Arbeitsmodus" ist.

Ich: „Haben Sie noch viel zu tun, Frau C.?"

Frau C. blickt auf und wir schauen uns in die Augen.

Ich: „Wie viel ist noch zu tun? Sind die Sachen in Ordnung?"

Setzen Sie Musik ein, nicht irgendeine, sondern die alten, vertrauten Lieder, die Ihr Familienmitglied in den verschiedenen Lebensabschnitten gerne gehört hat. Musik aus der Jugendzeit ist dem Gedächtnis besonders eingeprägt. Desorientierte alte Menschen, die nicht mehr sprechen können, sind oft noch in der Lage, Lieder aus ihrer Kindheit zu singen. Andere reagieren auf die Lieder ihrer Jugend- oder frühen Erwachsenenjahre. Einer Frau, die sich nach ihrem Mann sehnt, vermittelt das Wiegen zu den Klängen einer Bigband wieder das warme Gefühl seiner Berührung beim Tanzen. Gemeinsames Singen ist überhaupt das Allerbeste, weil es mit Kommunikation und Austausch verbunden ist. Lernen Sie die Lieblingslieder Ihres oder Ihrer Angehörigen und singen Sie sie zusammen, auch wenn Sie eine schreckliche Stimme haben. Wenn klassische Musik bevorzugt wurde, greifen Sie zu Aufnahmen, bleiben Sie aber dabei und bewegen Sie sich ein wenig zur Musik. Mit Liedern lassen sich auch Stimmungen ausdrücken. Suchen Sie nach einem traurigen Lied, einem fröhlichen Lied, einem Protestsong, singen Sie die Lieder im passenden Moment gemeinsam. Es kommt oft vor, dass Menschen, denen seit langem kein Wort mehr über die Lippen gekommen ist, nach dem Singen langsam wieder anfangen zu sprechen.

Zusammenfassung der Techniken für weniger verbal als nonverbal kommunizierende Personen:

- Spiegeln
- Echten Blickkontakt herstellen
- Berühren und verankertes Berühren
- Mit klarer, warmer Stimme sprechen
- Beobachten, sich anpassen und das Gefühl mit Gefühl benennen
- Mehrdeutigkeit verwenden
- Das Verhalten mit dem Bedürfnis verknüpfen
- Musik und Gesang einsetzen

Erfolgreiche Techniken für den Umgang mit Menschen in der Phase 4

Menschen in dieser Phase reagieren nicht auf Fragen, manchmal allerdings auf Musik, Berührung und die Verknüpfung des Verhaltens mit dem Bedürfnis, wie oben beschrieben. Sie können und sollten auch in solchen Fällen unterschiedliche Formen der sensorischen Stimulierung einsetzen. Aromatherapie ist für desorientierte Hochbetagte, die sich völlig zurückgezogen haben, hervorragend geeignet. Düfte lösen oft starke Reaktionen aus, etwa das Aufschlagen der Augen, eine Träne, Bewegungen des Körpers oder der Hände. Massage regt nicht nur den Kreislauf an oder hilft gegen trockene Haut. Für Menschen in Phase 4 ist Massage oft die einzige Möglichkeit, mit anderen Kontakt zu pflegen und zu wissen, dass jemand da ist. Auch dabei sollten Sie die menschlichen Grundbedürfnisse im Kopf haben. Jede Form der sensorischen Stimulierung wird eine positive Wirkung haben, wenn sie sich an den Bedürfnissen der betreffenden Person orientiert sowie mit Zuneigung und Liebe durchgeführt wird.

Lassen Sie das Gespräch positiv ausklingen.

Oft wird das Gespräch ein natürliches Ende nehmen.

Für den Moment wurde das Problem gelöst, oder die Person hat ihre Gefühle ausgedrückt und fühlt sich erleichtert. Ein gelungener Schluss sollte eine neue Aktivität oder eine neue Begegnung anbahnen.

„Du wirkst jetzt erleichtert. Stimmt das? Ich richte jetzt das Mittagessen. Möchtest du auch was essen?“

„Das ist sicher eine gute Idee.“

„Ich muss jetzt wieder an die Arbeit. Sind Sie damit einverstanden?“

Es mag Fälle geben, in denen Sie das Gespräch beenden müssen, bevor es natürlich endet. Obwohl es schwierig ist, in einem emotionalen Augenblick wegzugehen, werden es die meisten desorientierten alten Menschen akzeptieren, sofern Sie ehrlich sind, und versprechen, später wieder zu kommen.

„Ich weiß, dass du noch viel mehr zu sagen hast, aber ich bin bereits spät dran und muss gehen. Darf ich nachmittags wiederkommen? Dann können wir das Gespräch fortsetzen.“

(Stellen Sie sich darauf ein, dass sich Ihr Angehöriger dann nicht mehr an das Gesprächsthema erinnert und über etwas ganz anderes reden möchte.)

Wenn Sie Leute validieren, die ein menschliches Grundbedürfnis deutlich ausgedrückt haben, können Sie ihnen helfen, indem Sie ihr Selbstwertgefühl stärken. Hier einige Beispiele:

„Du bist eine wunderbare Mutter gewesen.“

„Du hast ein Leben lang schwer gearbeitet.“

„Heut' habe ich viel von Ihnen gelernt.“

„Wo nehmen Sie nur die Kraft dazu her!“

Entscheidend ist, dass solche Äußerungen echt und ehrlich sind. Wenn Sie wissentlich schwindeln, werden Ihre Bemerkungen wie eine Lüge oder herablassend klingen. So kommen Sie nicht weiter. Vielleicht wird sogar das Vertrauensverhältnis, um das Sie sich bemüht haben, dadurch erschüttert. Sagen Sie jedoch nur Dinge, von denen Sie tatsächlich überzeugt sind, wird sich der alte Mensch gut mit sich fühlen.

Grundsätzliches über den Einsatz von Validationstechniken: Sie müssen nicht sämtliche Techniken anwenden oder dabei eine bestimmte Reihenfolge einhalten. Die Techniken sollen Ihnen bei der

Erforschung der Welt Ihrer Gesprächspartnerin oder Ihres Gesprächspartners behilflich sein. Gute Validation gleicht einem Gespräch, bei dem eine Person im Mittelpunkt steht. Der Ausdruck eigener Gefühle oder Meinungen trägt nicht unbedingt zu einer besseren, empathischeren Kommunikation bei. Zur Erinnerung hier noch einmal Ihre Ziele: Kontakt herstellen, kommunizieren, eine vertrauensvolle Beziehung aufbauen und die innere Welt Ihres Gegenüber erkunden.

Es geht auch um Sie: Erkennen Sie Ihre Grenzen an und suchen Sie Hilfe

Es gibt Zeiten, in denen Sie keine Validation einsetzen können oder einsetzen sollten. Wenn Sie von Gefühlen überwältigt werden und Ihre eigenen Bedürfnisse auf Erfüllung drängen, werden Sie ganz bestimmt keine Empathie aufbringen können. Wenn Ihre Mutter sagt: „Ich möchte sterben“, wenn Ihr Vater Sie mit dem Namen Ihrer Mutter anspricht und wie seine Frau behandelt, wenn Ihre Schwester Sie beschuldigt, ihr ganzes Geld gestohlen zu haben, wenn Ihr Mann versucht, Sie aus dem Haus zu werfen, weil er Sie für eine Fremde hält – in solchen Momenten kann es fast unmöglich sein, die eigenen Gefühle außer Acht zu lassen. Realisieren und akzeptieren Sie diese Tatsache. Die verstörenden Themen werden nicht verschwinden. Es wird noch andere Gelegenheiten geben, auf die Klagen „validierend“ einzugehen, doch wenn sie zum ersten Mal geäußert werden, sind Schock, Verletzung, Angst oder der Verlust so unmittelbar spürbar, dass lediglich natürliche, menschliche Reaktionen möglich sind. Wir antworten automatisch mit: „Ich will nicht, dass du stirbst.“, „Ich bin nicht Mutter, ich bin ich ...“, „Ich habe dein Geld nicht gestohlen.“, „Ich bin deine Frau, erkennst du mich nicht mehr?“

Solche Reaktionen schaffen der Situation selbst wohl keine Abhilfe, helfen aber Ihnen, auszudrücken, was Sie in diesem Moment empfinden. Gut möglich, dass Ihnen nach so einer spontanen Reaktion, der Gedanke kommt: „Oh je, das war nicht besonders geschickt. Was könnte ich anders machen?“ Vielleicht sollten Sie jetzt tief durchatmen, sich zentrieren und versuchen, sich in die Welt des nahestehenden Menschen hineinzuversetzen. Es ist noch nicht zu spät.

Die Betreuung eines desorientierten Familienmitglieds ist eine physiologisch und psychologisch anstrengende Arbeit. Auch das Erlernen von Validation schwierig, weil es bedeutet, ein völlig neues Muster (es ist den meisten Menschen tatsächlich völlig neu) in Ihr Verhalten zu integrieren und mit anderen Reflexen zu reagieren. Jeder Mensch braucht beim Erlernen eines neuen Verhaltens Feedback und Supervision. Suchen Sie jemanden, der Ihnen helfend zur Seite stehen kann. Nehmen Sie Kontakt auf mit einer Person, die in Validation ausgebildet ist und Sie in schwierigen Situationen beraten kann. Manchmal genügt ein Wort, und schon erinnert man sich wieder an das Zentrieren. Manchmal ist eine ganz andere Einstellung erforderlich. Manche Menschen stellen nach dem Einstieg in die Validation ein starkes Interesse fest und möchten es gerne vertiefen. In diesem Fall können Sie auch einen Kurs in Validation besuchen. Im Anhang finden Sie eine Literaturliste und entsprechende Kontaktadressen.

Teil III
Wie Validation im Familienalltag wirkt

Die folgenden Geschichten sind wahre Begebenheiten. Sie stammen von Menschen, die desorientierte Angehörige betreuen oder betreut haben, und denen es gelang, Validation einzusetzen, um ihre Beziehung und Kommunikation zu verbessern. Auf jede Geschichte folgt eine Anleitung, die Schritt für Schritt aufzeigt, wie auch Sie vergleichbare Situationen handhaben können.

Dies ist eine anspruchsvolle Aufgabe und Sie sollten nicht erwarten, ihr bei jeder Begegnung gerecht werden zu können. Verzichten Sie nicht vollständig auf Validation, nur weil Sie manchmal Ihre eigene Enttäuschung nicht überwinden können oder manchmal nicht in der Lage sind, die Gründe für ein bestimmtes Verhalten zu erkennen und zu verstehen. Jede Begegnung ist eine besondere und einzigartige Gelegenheit, die Kommunikation zu verbessern, eine positive Beziehung aufzubauen, für Unterstützung zu sorgen und Ihr Familienmitglied als wertvollen Menschen anzuerkennen.

Wenn Sie mir soweit gefolgt sind, ist Ihnen sicher bewusst, dass Validation den Willen und die Fähigkeit in uns voraussetzt, die Wirklichkeit einer anderen Person anzuerkennen, zu respektieren und aufzugreifen. Jede der zehn Geschichten in den folgenden Kapiteln zeigt eine besondere Situation, die zu einem besonderen Gespräch führt. Trotzdem gelten immer bestimmte Grundelemente des Vorgehens. Deshalb habe ich eine Wiederholung dieser Schritte in jedem „Gewusst wie"-Abschnitt eingefügt, die Sie an die eingehendere Beschreibung an dieser Stelle erinnert.

Bereiten Sie sich geistig vor: In Teil II haben wir die Notwendigkeit besprochen, sich vor dem Validationsprozess geistig vorzubereiten; was Sie tun müssen, um sich zu klären und zu zentrieren. Manche mögen mit dieser Vorgehensweise aus anderen Bereichen vertraut sein – der Meditation, dem Gebet, Yoga, dem Umgang mit

Ärger, der Elternschaft. Sie können sich schnell an die Validationsvorbereitung anpassen. Für andere ist dies völlig unbekanntes Gebiet. Wenn Sie das Gefühl haben, Sie schaffen es nicht, Ihre eigenen Gefühle vorübergehend beiseite zu lassen, indem Sie diese Techniken nutzen, können Sie sich weitere Hilfe suchen. Nehmen Sie sich Zeit, Ihre Gefühle genauer zu erkunden, bevor Sie sich einer validierenden Begegnung zuwenden.

Erkennen Sie zunächst Ihre gegenwärtigen Gefühle (Ärger, Zorn, Frustration, Traurigkeit) und sagen Sie sich: „Nicht jetzt – später." Ihre Gefühle sind wichtig und brauchen Aufmerksamkeit, aber Sie werden Ihnen im Weg sein und Empathie erschweren. Machen Sie sich klar, dass Sie sich diesen Gefühlen später zuwenden können, zu einem geeigneteren Zeitpunkt, an geeigneterer Stelle. Atmen Sie tief durch, entspannen Sie die Muskulatur, sperren Sie Ihre eigenen Gefühle in den metaphorischen Schrank und öffnen Sie für Ihren Familienangehörigen Ihr Herz und Ihre Sinne. (Übungen zur Zentrierung im Anhang).

Setzen Sie sich Ziele: Erforschen Sie mit Respekt und Liebe. Manchmal hilft es, sich selbst ein bestimmtes Ziel zu setzen: „Ich möchte herausfinden, wer meine Mutter jetzt gerade ist und was in ihren Gedanken vorgeht."

Beobachten: Wenn Sie gut vorbereitet sind, können Sie Ihre Aufmerksamkeit nun auf die Person richten, zu der Sie eine liebevolle Beziehung herstellen wollen. In Teil II haben wir ausführlich besprochen, wie Sie Gefühlshinweise beobachten, den richtigen Abstand finden und Empathie entwickeln. Da wir die Theorie nun in die Praxis alltäglicher Situationen umsetzen wollen, sollten wir uns etwas Zeit nehmen, uns anzusehen, wie diese Schritte Teil einer Validation werden.

Schauen Sie Ihrem Verwandten ins Gesicht. Was erzählt Ihnen sein Gesichtsausdruck? Ist er angespannt oder entspannt? Achten Sie auf Mund, Augen und vor allem die Lippen. Ist die Person zufrieden oder eher besorgt? Stimmen Sie sich auf ihren Gesichtsausdruck ein. Was sagt Ihnen ihre Körpersprache? Sind ihre Hände verkrampft, ist ihr Kinn vorgeschoben oder eingefallen? Beugt sie sich nach vorne? Versuchen Sie, sich auf den Grad der Anspannung einzustimmen, den Sie beobachten. Wie klingt ihre Stimme? Ist sie schrill oder spricht sie langsam? Achten Sie auf ihren Atem. Ist er schnell oder langsam, flach oder tief? Versuchen Sie, ihr Atemmuster zu übernehmen. Wenn Sie Gesichtausdruck und Atemmuster spiegeln, welche Gefühle lösen diese bei Ihnen aus? Stellen Sie sich eine Situation vor, in der Sie sich ähnlich gefühlt haben. Schlüpfen Sie in die Schuhe des anderen; fühlen Sie, was er fühlt.

Wenn Sie sich der geliebten Person nähern, versuchen Sie, den richtigen Abstand für ihre „Grenzen“ zu finden. Seien Sie sich ihrer „Wohlfühlzone“ bewusst, wenn Sie auf sie zugehen. Achten Sie darauf, ob sie sich auf Sie zubewegt (dann sind Sie zu weit entfernt) oder ob sie mit einem Teil ihres Körpers zurückweicht (dann sind Sie zu nah). Denken Sie daran, dass Sie gegenüber den meisten Menschen in Phase 1 einen normalen Abstand einhalten können – den Abstand eines Händeschüttelns. Desorientierten Personen dürfen Sie im Allgemeinen näher kommen. An Menschen in den Phasen 3 und 4 müssen Sie sehr nahe herankommen (manchmal fast Nasenspitze an Nasenspitze), damit Sie bewusst von ihnen wahrgenommen werden. Seien Sie sich der Grenzen des anderen und seines Bedürfnisses nach Nähe oder Distanz immer bewusst. Lassen Sie Ihre eigenen Bedürfnisse für die wenigen Augenblicke beiseite, die Sie für die Validation ausgewählt haben. – Jetzt können Sie beginnen.

Doris und ihre Mutter

Auf der langen Autofahrt von Pennsylvania in ihre Heimatstadt in North Carolina fragt Mutter etwa alle zwei Minuten: „Welche Stadt ist das hier?“ Sie möchte das wissen, weil sie offenbar nicht weiß, wo sie ist. Ihr Denken hat sich verhakt, wie die Nadel eines alten Plattenspielers in einer beschädigten Rille. Sie sucht eine Antwort, kommt aber über die Fragestellung nicht hinaus. Weil ihr Kopf die Information nicht mehr speichern kann, ist sie nicht mehr abrufbar.

Und wie reagieren wir? Wir beantworten die Frage immer wieder, immer noch einmal. Unsere Stimmen klingen immer angespannter. Wir wissen, dass ihr Gedächtnis versagt. Wir haben eine zehnstündige Reise vor uns, aber es könnten auch nur 15 Minuten oder eine Stunde Autofahrt sein. Mutter sagt immer das Gleiche. Sie will wissen, wo sie ist, und wir wollen sie informieren, aber das Kommunikationssystem ist zusammengebrochen. Wie können wir es reparieren?

Um das herauszufinden, schließen wir uns der Validations-Angehörigengruppe in Country Meadows an, dem Wohnort der Mutter. Gleich beim ersten Treffen erfahren wir, dass wir es nicht reparieren können, ja dass überhaupt keine Reparatur möglich ist. Es ist definitiv zusammengebrochen. Wir müssen lernen, mit dem beschädigten Zustand zurechtzukommen, mit unserer Mutter, so wie sie ist, weil es keine „Ersatzteile“ für sie gibt. Sie wird sich nicht ändern, weshalb *wir* kreativer, erfinderischer, geduldiger sein müssen. Die Feststellung, dass wir nicht allein sind mit unseren Sorgen, tröstet uns. Unsere Schwierigkeiten unterscheiden sich nicht von denen anderer Personen, die ein an Demenz leidendes Familienmitglied versorgen. Das Gespräch mit anderen Familien wird zum Ventil, das wir dringend brauchen, um Dampf abzulassen. Vor allen anderen Dingen wird uns in dieser Gruppe klar gemacht, dass wir die Welt mit Mutters Augen betrachten, uns in ihre Lebenswelt hineinbegeben und mit ihren Einschränkungen zurechtkommen müssen.

In diesem Fall haben wir gelernt, dass lange Autofahrten Mutter nicht gut bekommen. Wir erfahren ferner, dass sie das lange Schweigen im fahrenden Auto mit Gesprächen füllen möchte, weshalb wir sie in eine Unterhaltung einbinden müssen. Wenn wir ein bestimmtes Ziel ansteuern, können wir den Namen auf ein Blatt Papier schreiben, das wir ihr in die Hand geben. Wahrscheinlich fragt sie dann seltener: „Wo sind wir?“ Wir können Mutter bitten, nach Straßenschildern Ausschau zu halten, damit *sie* uns bei der Orientierung helfen kann.

Haben wir Mutter ein besseres Verhalten beigebracht? Nein, *wir* haben unser Verhalten geändert. Wir praktizieren Validation. Wir akzeptieren Mutters Standpunkt und gehen von ihrer Sichtweise aus, anstatt zu versuchen, die gesellschaftlich üblichen Verhaltensregeln durchzusetzen. Wir können unsere Mutter nicht „reparieren“, dürfen es nicht einmal versuchen, weil sonst beide Teile am Ende frustriert und verärgert zurück bleiben.

Wieder daheim in ihrer Wohnung, fragt Mutter, ob wir in North Carolina sind. Die Antwort besteht nicht aus einem schroffen „Nein.“ Im Gegenteil, wir fragen sie nach den schönsten Erinnerungen ihrer Kindheit in North Carolina. Wir bringen das Gespräch auf die Vergangenheit, auf ihre Jugend und die Leute, die sie in North Carolina gekannt hat. Wir begleiten sie in einen angenehmen Bereich, indem wir die journalistische Fünf-W-Methode zur Informationsbeschaffung anwenden, also „wer“, „was“, „wo“, „wann“, „wie“ fragen. Wir wollen erfahren, was sie weiß, nicht, was ihr entfallen ist. Sie lebt in einer nebligen, verschwommenen Welt und anstatt sie immer an Sachen zu erinnern, die sie nicht sieht, müssen wir herausfinden, was sie weiterhin sieht, und ihr das Gefühl geben, dass sie sicher ist.

Was tun, wenn Ihre Mutter eine bestimmte Handlung oder Fragen ständig wiederholt?

Die Situation

Die Mutter kann die Antwort auf eine Frage nicht behalten. Die Antwort bedeutet ihr viel, weil sie mit einem fundamentalen Bedürfnis verknüpft ist. Deshalb wird sie immer wieder fragen, sobald sie die zugrundeliegende Angst bzw. das Bedürfnis verspürt.

Das Problem

Verstehen und akzeptieren, dass das Verhalten einen Grund hat. Es ist schwer, die ständige Fragerei nicht zu bewerten oder ärgerlich zu werden. Versuchen Sie trotzdem, die Ursache des Verhaltens herauszufinden. Ihr Ziel ist ein tiefes Verständnis für die Wirklichkeit Ihrer Mutter zu bekommen und deren Begleitung innerhalb dieses Rahmens.

Validation

Erster Schritt: Bereiten Sie sich vor: Erkennen Sie Ihre Gefühle an und lassen Sie sie beiseite, zentrieren Sie sich, atmen Sie tief, entspannen Sie sich.

Zweiter Schritt: Beobachten Sie Ihre Mutter. Achten Sie genau auf den Gesichtsausdruck, ihre Körpersprache, Stimme und Atmung. Verwenden Sie die Techniken des Spiegelns und Sich-Anpassens, um Verständnis und Empathie zu vertiefen.

Dritter Schritt: Erkunden Sie, was Ihre Mutter denkt und fühlt. Stellen Sie Fragen und warten Sie die Antwort ab.

Mutter: „Wo sind wir?"

Sie: „Was sieht bekannt aus?"

Mutter: „Nichts! Haben wir den Weg verloren?"

Sie: „Du siehst verloren aus. Fühlst du dich verloren?"

Mutter: „Ja, und wie!"

Sie: „Was brauchst du, um dich sicher zu fühlen?"

Mutter: „Alles ist so durcheinander. Ich mag es, wenn alles ordentlich ist."

Sie: „Was würde dir helfen, Ordnung zu schaffen?"

Mutter: „Wenn ich wüsste, wo ich bin und wo wir hinfahren."

Sie: „Gut, hier ist die Straßenkarte. Studieren wir sie gemeinsam."

Sie: „Wenn du dich früher verloren gefühlt oder geängstigt hast, was hat dir dann geholfen?"

Mutter: (seufzt) „Ich kann mich erinnern, dass ich mit meinen Eltern im Auto gefahren bin, damals, als wir unser Haus verloren haben. Niemand hatte Geld und wir wussten nicht, wo wir bleiben können. Wir Kinder hatten Angst. Dann fing Papa an zu singen und das erleichterte uns."

Sie: „Welche Lieder habt ihr gesungen?"

Mutter: „Hm, warte mal. ‚My Heart Belongs to Daddy' und ‚God save America', ‚On the Sunny Side of the Street.'"

Sie: „Komm, wir singen zusammen."

Versuchen Sie herauszufinden, welche Verbindung es gibt zwischen dem Gefühl, das Ihre Mutter ausdrückt, und einem der Grundbedürfnisse. In obigem Beispiel scheint die Mutter das Bedürfnis nach Schutz und Sicherheit zu haben. Fragen Sie sich: Was kann ich tun, damit sie sich sicherer fühlt? Fragen Sie Ihre Mutter.

Wunderbar, Sie haben eine Lösung gefunden! Das gelingt aber nicht immer. Manchmal hilft nichts. In dem Fall müssen Sie hinnehmen, dass Ihre Mutter Angst hat oder sich verloren fühlt, und Sie können nichts weiter tun, als ihr unterstützend zur Seite stehen.

Sie: „Es ist schlimm, wenn man sich ängstigt und verloren fühlt." (Mit viel Empathie gesprochen.)

Sie haben die Angst Ihrer Mutter nachempfunden und anerkannt. Sie darf sich akzeptiert fühlen und wird nicht allein gelassen. Diese Situation kann ein Augenblick inniger Verbundenheit und eine Gelegenheit sein, über andere Dinge zu sprechen.

Herr Allert und seine Frau Joan

Oft, wenn ich meine Frau in der betreuten Wohngemeinschaft besuchte, erkannte sie mich nicht. Das war das Allerschlimmste. Ich besuchte sie täglich, bemühte mich sehr um sie, versuchte ihr zu erklären, wo sie war, und ihr merkwürdiges Verhalten zu unterbinden. Immer wieder fragte sie mich: „Wie komme ich von hier aus in den Betrieb?“ Dann gab es Zeiten, da wollte sie ihren Vater und ihre Mutter besuchen. Ich wusste einfach nicht, was sagen. Jedes Mal, wenn ich ihr freundlich erklärte, dass ihre Eltern gestorben sind und sie nicht mehr berufstätig sei, verstummte sie, schloss die Augen und senkte den Kopf. Sie schloss mich aus. Wenn ich kam, traf ich sie häufig im Flur auf und ab gehend an, als kontrolliere sie das Fließband. Sie war in einer Fabrik beschäftigt und mit solchen Aufgaben betraut gewesen. Auch unseren Sohn erkannte sie nicht mehr. Wenn er sie besuchte, redete sie mit ihm wie mit einem Freund, ihrem Bruder, ja sogar wie mit ihrem Vater. Er kam mit der Situation ebenso wenig zurecht wie ich. Es war frustrierend, um es milde auszudrücken. Unsere Besuche schienen keinem der Beteiligten gut zu tun, trotzdem wollten wir sie nicht einstellen.

Mein Sohn und ich wurden eingeladen, uns der Angehörigengruppe des Pflegeheims anzuschließen, wo wir in die Methode der Validation eingeführt wurden. Wir nahmen an den wöchentlichen Treffen teil und nach einiger Zeit gelang es uns, Joans Verhalten zu verstehen. Es war gar nicht so merkwürdig, entsprang vielmehr dem tiefen Bedürfnis, nützlich zu sein, produktiv zu sein, sich wieder sicher zu fühlen. Am schwierigsten war es für meinen Sohn und mich, einsehen zu müssen, dass Joan nie mehr die Frau sein würde, die sie früher war, als sie noch nicht verwirrt war, und sie einfach so anzunehmen, wie sie jetzt ist. Wir mussten uns in ihre Wirklichkeit hineinversetzen und Seite an Seite mit ihr gehen. Mein Sohn und ich haben Dinge über meine Frau erfahren, von denen wir nichts gewusst hatten: über ihr Leben vor unserer Hochzeit, ihren Traum einer Karriere als Sängerin, ihren Wunsch, diesen Traum in New

York zu verwirklichen, und dass der Krieg dem Traum ein Ende setzte, wie es vielen in dieser Generation widerfuhr. Joan arbeitete dann in einer Fabrik, um ihren Teil beizutragen und „den Jungs da drüben zu helfen." Mein Sohn erfuhr, welchen hohen Stellenwert das Mutterglück in ihrem Leben hatte; dass seine Geburt und seine Anwesenheit in ihrem Leben sie auf eine Weise veränderte, die sie nie für möglich gehalten hätte. Ich glaube, mein Sohn fühlte sich seiner Mutter in dieser Zeit näher denn je.

Auch mich veränderte die neue Art des Zusammenseins mit meiner Frau. In den vielen Jahren unserer Ehe habe ich, wie die meisten Männer, nie über meine Gefühle gesprochen. Als ich lernte, Joan zu akzeptieren, wurde mir klar, wie viel sie für mich aufgegeben hat. Sie habe mich all unsere gemeinsamen Jahre hindurch als strahlenden Prinzen gesehen, hoch zu Ross, erzählte sie mir. Und das, obwohl ich oft vom Ross gefallen bin. Ich war im Stande, noch einmal die 20-Jährige zu sehen, in die ich mich damals verliebt habe. Sie war noch da, in dieser 86 Jahre alten Frau. Indem ich mit ihr in die Vergangenheit reiste, bekam ich Zugang zu einem Miteinander in der Gegenwart.

Wie reagieren, wenn Ihre Frau innerlich im Jahr 1942 lebt?

Die Situation

Joan hat sich geistig dem Lebensabschnitt zugewandt, in dem sie am produktivsten und nützlichsten war.

Das Problem

Es kann schockierend, enttäuschend, schmerzvoll sein, Ihre Frau zeitverwirrt zu erleben. Wir wollen, dass geliebte Menschen so bleiben, wie sie waren. Es fällt schwer, die Veränderungen durch die Desorientierung zu akzeptieren.

Validation

Erster Schritt: Bereiten Sie sich vor. Verblüffung ist oft die erste Reaktion, gefolgt von Trauer. Das ist eine völlig normale, menschliche Reaktion. Wenn Ihnen jedoch daran gelegen ist, eine besser Beziehung herzustellen und mit Ihrer Frau zu kommunizieren, ist diese erste Reaktion nicht hilfreich. Deshalb müssen Sie sich zentrieren und die eigenen Gefühle für den Augenblick beiseite lassen.

Zweiter Schritt: Beobachten Sie Ihre Frau sorgfältig. Was tut sie? Wenn Sie Gesichtsausdruck und Atmung übernehmen oder spiegeln, welche Gefühle können Sie ihr nachempfinden?

Dritter Schritt: Ergründen Sie die persönliche Realität Ihrer Frau, indem Sie Fragen stellen. Ihr Ziel ist es, herauszufinden, was los ist und was wichtig ist in diesem Moment.

Ihre Frau: „Wie komme ich von hier aus in den Betrieb?"

Sie: „Was machst du in diesem Betrieb?"

Ihre Frau: „Du weißt doch, ich muss das Band kontrollieren. Es gibt so viel."

Sie: „So viel Arbeit. Hat sie dir auch viel Spaß gemacht?"

Ihre Frau: „Na klar. Alle meine Freundinnen sind dort, und wir gehen gemeinsam zum Mittagessen. Natürlich denken wir immer an die Männer an der Front. Wir versuchen, unserem Land im Krieg zu helfen."

Sie: „Du hast immer hervorragend gearbeitet. Wie war das damals?"

Ihre Frau: „Es war eine herrliche Zeit. Ich ging jeden Morgen das Fließband ab, die Kolleginnen und ich haben zusammen zu Mittag gegessen, im Speisesaal. Nach der Arbeit haben wir uns verabschiedet: ‚Also bis morgen!' Wir hatten die höchsten Stückzahlen von allen. Weil wir wussten, was und wofür wir arbeiteten."

Sie: „Was war das Beste an der Sache?"

Ihre Frau: „Sich als Teil einer wichtigen Sache zu fühlen."

Sie: „Das warst du ganz bestimmt. Es muss wunderbar gewesen sein. Es ist Zeit, ich muss jetzt gehen. Also bis morgen. Okay?"

Ihre Frau: „Schön, mein Schatz. Bis morgen."

Versuchen Sie herauszufinden, welches Bedürfnis oder Gefühl Ihre Frau zum Ausdruck bringt. In diesem Dialog vermittelt sie mehrere verschiedene Dinge: das Bedürfnis, produktiv zu sein, das Bedürfnis, Teil einer Gruppe zu sein, auf emotionaler Ebene scheint sie Stolz auf ihre Arbeit auszudrücken. Sie können dieses Gefühl vermutlich verstärken, etwa indem Sie sagen: „Du machst gute Arbeit." Tun Sie das aber nur, wenn es ehrlich gemeint ist. Sie brauchen sich nicht um eine besondere Schlussformulierung bemühen. Wenn Sie gehen müssen oder den Eindruck haben, dass die Kraft Ihrer Frau nachlässt, ist es Zeit, aufzuhören. Versuchen Sie, das Gespräch mit einer optimistischen Bemerkung zu beenden.

Ihre Frau hat sich aus sehr gutem Grund ins Jahr 1942 zurückversetzt: Dieser Lebensabschnitt ist mit Gefühlen verbunden, die ihr heute fehlen. Konzentrieren Sie sich nicht so sehr auf die Zeitverwirrtheit, vielmehr auf die Gefühle und Bedürfnisse Ihrer Frau. Nehmen Sie Anteil daran, und Sie werden einen Punkt finden, an dem sie sich treffen und das Zusammensein genießen können.

Nancy und ihre Mutter, Frau Johnson

Meine Mutter misstraute allem und jedem, auch mir. Wir hatten ihr Haus verkaufen und sie in ein Pflegeheim bringen müssen. Das hat ihr Vertrauen ins Leben offenbar nachhaltig erschüttert. Sie trug immer eine vollgestopfte Handtasche mit sich herum, voll mit Schmuck und Taschentüchern. Bei jedem meiner Besuche fragte sie mich immer und immer wieder: „Wo ist mein Haus?" und beklagte sich, dass ihr Shirley, eine alte Freundin, ständig Sachen wegnahm. Ich hatte es satt. Ich war schließlich so frustriert, dass mir vor jedem Besuch graute. Sie wurde sehr wütend auf mich, brüllte mich sogar an, wenn ich versuchte zu erklären, dass wir ihr Haus verkaufen mussten, oder sagte: „Mutter, Shirley nimmt dir nichts weg, sie ist gestorben." Ich verabschiedete mich jedes Mal in Tränen. Eine Pflegekraft schlug mir vor, an den Treffen der Angehörigengruppe teilzunehmen. Das tat mir gut, weil ich feststellte, dass es nicht nur mir so erging. Ich lernte eine neue Art des Umgangs mit meiner Mutter. Ich begriff, dass Mutters Verhalten einen tieferen Sinn hatte und ihr Zorn auf die vielen Verluste in ihrem Leben zurückzuführen war. Ich fing an, Sätze zu sagen, wie: „Mutter, wer nimmt dir die Sachen weg? Was nehmen sie dir weg? Haben sie auch andere Sachen mitgenommen? Nehmen sie dir manchmal auch nichts weg?" Dieser Ansatz schien uns beiden gut zu tun. Sie war nicht mehr so wütend und ich nicht mehr so frustriert. Das Personal des Pflegeheims stellte fest, dass sie nach unseren Besuchen sehr viel ruhiger war, ja sogar freundlich. Ich weiß zwar nicht immer genau, wovon sie redet, aber ich strenge mich an und lasse es sie nicht merken. Das Umdenken hat sich sehr gelohnt.

Lassen Sie es zu und versetzen Sie sich in die Welt Ihrer Mutter hinein

Die Situation

An diesem Beispiel sehen wir sehr deutlich, was passiert, wenn zwei gegensätzliche Bedürfnisse aufeinander prallen. Nancy hat das Bedürfnis nach einer „normalen" Mutter, einer Mutter, die nicht desorientiert ist. Ihre Mutter hat das Bedürfnis, der Wut über die vielen Verluste Ausdruck zu verleihen, diese womöglich zu verleugnen.

Das Problem

Da sich die Mutter nicht verändern kann, werden Sie sich anpassen müssen, sofern Ihnen an der Verbesserung Ihrer Beziehung gelegen ist. Sie müssen eine Menge Erwartungen aufgeben und viele Wünsche begraben, dafür sich Ihrer Mutter öffnen und sie annehmen, wie sie im Augenblick ist. Ihre eigenen Gefühle und Bedürfnisse sind real und wichtig, aber bei einer Freundin, einem Freund, einem Partner oder einer professionellen Beratungskraft besser aufgehoben. Bei einem Menschen, der Ihnen zuhören und mit Empathie reagieren kann. Ihre Mutter ist dazu nicht im Stande.

Validation

Erster Schritt: Zentrieren Sie sich. Atmen Sie tief durch. Lassen Sie Ihre Gefühle los (Frustration, Wut, Trauer). Das gelingt nicht ohne Übung und ist nicht immer einfach.

Zweiter Schritt: Beobachten Sie Ihre Mutter sorgfältig und stellen Sie sich ganz auf sie ein.

Dritter Schritt: Erkunden Sie die Welt Ihrer Mutter, indem Sie entsprechende Fragen stellen. Setzen Sie sich ein Ziel: herausfinden, was sie belastet.

Mutter: „Wo ist mein Haus?"

Sie: „Hast du Sehnsucht nach deinem Haus?"

Mutter: „Ja, natürlich. Ich habe 35 Jahre in diesem Haus gelebt. Sie haben es mir weggenommen."

Sie: „Was vermisst du am meisten?"

Mutter: „Einfach das Haus zu haben."

Sie: „Du möchtest gerne wieder Hausbesitzerin sein."

Mutter: „Genau. Die Leute nehmen einfach Sachen, die ihnen nicht gehören. Das ist nicht in Ordnung."

Sie: „Fehlt dir sonst noch etwas?"

Mutter: „Shirley hat meine Sachen weggenommen."

Sie: „Welche Sachen sind weg?"

Mutter: „Der Schmuck, den mir meine Mutter vor ihrem Tod geschenkt hat, fehlt, und all die hübschen Taschentücher mit eingesticktem Monogramm fehlen. Ich hatte hübsche, ganz zarte Taschentücher – jetzt sind alle weg."

Sie: „Alle weg! Erzähle mir etwas über deinen Schmuck. Welche Stücke hattest du am liebsten?"

Mutter: „Ich hatte eine elegante Brosche mit einem kleinen Smaragd, sie war aus Gold. Das war mein Lieblingsstück." (Sie seufzt, ihr Zorn nimmt ab und verwandelt sich in Trauer.)

Sie: „Du hast so viel verloren. Das ist so traurig."

Mutter: „Ich habe schwere Zeiten gehabt. Aber ich bin froh, dass du jetzt bei mir bist. Wie geht es den Kindern? Erzähl mir ein wenig von den Kindern."

Erinnern – Sie können Ihrer Mutter das Haus nicht wieder beschaffen oder ihr die Einsicht vermitteln, dass es die Zeit war, die sie all dieser geliebten Dinge beraubt hat. Am besten, Sie fühlen empathisch mit ihr und betrauern mit ihr gemeinsam die Verluste. Vielleicht muss sie auch künftig immer zuerst von ihrem Haus und Schmuck sprechen, bevor sie andere Themen anschneidet. Stellen Sie sich innerlich darauf ein. Wenn Sie ihr Verlustgefühl anerkennen und würdigen, wird sie sich vermutlich leichter anderen Dingen zuwenden. Sie hat viel verloren. Das ist die Realität. Es ist nicht schwer, sich in diese Situation einzufühlen, weil alle Menschen Verluste erlitten haben und die damit verbundene Trauer aus eigener Erfahrung kennen.

Wenn Eltern ihr Haus nicht mehr halten können, trifft es oft die Kinder, sich um den Verkauf zu kümmern. In dieser Situation gibt es meist keine Gewinner. Die Eltern verlieren dabei nicht nur ihr Haus, vielmehr auch – was manchmal noch schwerer wiegt – ihren Status als Hausbesitzer und die damit verbundene Unabhängigkeit. Sie werden auf einen Schlag abhängig, alt, machtlos und haben am Ende weder Zuflucht noch Aufschub. Vielleicht fühlen Sie sich unterschwellig schuldig, das so hoch geschätzte Haus verkauft zu haben, und versuchen instinktiv, die Eltern zu bewegen, Ihr Handeln zu verzeihen. Wenn die Eltern den Verkauf und die Situation akzeptieren, ist Ihre Schuld vergeben. Es ist wichtig, solche Abläufe und Zusammenhänge zu erkennen. Heute ist das Ziel, eine positive Beziehung aufzubauen, Kommunikation zu pflegen und die letzten Lebensjahre Ihrer Eltern einigermaßen zufrieden, womöglich liebevoll zu begleiten.

Frau Prachel und ihre Mutter

Ich habe meine Mutter die vergangenen fünf Jahre zu Hause betreut. Wir leben zusammen, seit sie nicht mehr für sich selbst sorgen kann. Das ist seit ihrem 83. Lebensjahr der Fall. Meine zwanzigjährige Erfahrung als professionelle Pflegekraft war mir sicher eine Hilfe, hat mich aber nicht darauf vorbereitet, wie schwer es ist, tagaus tagein mit der emotionalen Belastung fertig zu werden. Manchmal vergisst meine Mutter, wer ich bin und warum ich da bin. Dann schreit sie mich an, will, dass ich verschwinde und sie in Ruhe lasse. Sie braucht Hilfe beim Waschen und Baden, beim Gang zur Toilette, beim Anziehen, Kochen, bei der Einnahme ihrer Medikamente. Eigentlich bei allem. Sie hat kein Zeitgefühl mehr und weiß nicht, welche Jahreszeit wir haben, ob es draußen heiß oder kalt ist. Einmal hat sie mitten im Sommer angefangen, Weihnachtslieder zu singen. Ich bewahrte die Ruhe und behandelte sie wie eine meiner Patientinnen. Das war meine Art des Umgangs. Ich sprach ruhig, freundlich und wenn sie etwas Falsches sagte oder eine unpassende Bemerkung machte, korrigierte ich sie. Ich versuchte, nett zu sein, fürsorglich, wie sie es für mich als Kind gewesen ist. Bis ich schließlich immer weniger Geduld aufbrachte. Ich konnte vor Sorgen nicht mehr richtig schlafen. Ich traf mich nicht mehr mit meinem Freundeskreis außer Haus, Leute einzuladen war mir viel zu peinlich. Mein ganzes Leben war auf meine Mutter ausgerichtet. Die Situation wurde immer unerträglicher, sie hing mir wie ein Bleigewicht um den Hals und zog mich hinunter.

Ich stöberte im Internet und stieß auf einen Artikel über Validation. Das interessierte mich. Nachdem ich das Buch gelesen hatte, probierte ich einige der beschriebenen Techniken aus, die manchmal tatsächlich Erfolg hatten, oft jedoch das Verhalten meiner Mutter nicht im Geringsten beeinflussten. Ich hörte von Selbsthilfegruppen für Angehörige desorientierter Menschen. Eigentlich bin ich überhaupt nicht der Typ für solche Gruppen, andererseits war ich mit meiner Weisheit am Ende. Deshalb ging ich zu einem dieser Treffen, allerdings mit dem Gedanken, nur dabei zu bleiben, wenn ich mich dort wohlfühlte. Was mich am meisten verblüffte, war die Tatsache, dass es allen Teilnehmenden gleich erging. Viele Familien hatten die gleichen Probleme, fühlten sich genau wie ich frustriert und hilflos. Die Gruppe wurde von einer professionellen Pflegekraft geleitet, mit ebenso viel Berufserfahrung wie ich sowie einer Zusatzausbildung in Validation. Sie war fantastisch und erreichte schließlich, dass wir unsere Verwandten mit anderen Augen betrachteten. Endlich begriff ich, dass ich die Versuche, meine Mutter zu verändern, einstellen und aufhören musste, sie dauernd zu korrigieren. Ich musste loslassen. Noch ein weiteres Thema bereitete mir Kopfzerbrechen. Es fiel mir schwer, einzusehen, dass es meiner Mutter gut tut, ihre Gefühle zu zeigen, und dass ihre offen gezeigten Gefühle unser Zusammenleben nicht belasten müssen. Ich selbst bin kein emotionaler Mensch, verstehe aber, dass sich meine Mutter nicht mehr unter Kontrolle hat und ihre Emotionen überlaufen. Ich stelle fest, dass sie sich nach einem zornigen oder traurigen Gefühlsausbruch besser fühlt. Das ist ein Erfolg. Wenn sie vergisst, wer ich bin, empfinde ich es nicht mehr als Schlag ins Gesicht, weil ich weiß, dass ich für sie womöglich ein Symbol bin für eine Person aus ihrer Vergangenheit. Ich versuche, ihr Fragen zu stellen, wie: „Wann ist so etwas schon einmal passiert?" und versuche herauszufinden, wovon sie spricht, anstatt sie zu korrigieren. Anfangs empfand ich die Techniken als allzu simpel. Es fiel mir schwer, nur Fragen zu stellen. Erst nach geraumer Zeit fand ich mich mit der ganzen Sache zurecht. Heute, im Rückblick, stelle ich fest, dass sich die Situation zu Hause gewaltig verändert hat. Ich komme mit meiner Mutter sehr viel besser aus, hauptsächlich weil ich es aufgegeben habe, sie zur Akzeptanz meiner Wirklichkeit zu drängen und sie zu korrigieren. Sie ist seltener wütend auf mich, unser Zusammenleben ist friedlicher. Wir haben sogar sehr gute Gespräche über ihre Vergangenheit geführt, wobei ich so manches erfahren habe, was ich bislang nicht gewusst hatte.

Ihre Mutter ist nicht wieder zum Kind geworden

Die Situation

Wenn Ihre Mutter desorientiert wird, fühlen Sie sich vielleicht verletzt, traurig oder verärgert. Es ist ein großer Verlust. Es gibt verschiedene Möglichkeiten des Umgangs mit diesen Gefühlen. Manche Menschen begraben sie unter dem Wunsch, Hilfe zu leisten, Besserung zu erzielen oder die Situation zu beherrschen, und schaffen damit eine Distanz zu den unangenehmen Gefühlen. Auch Ihre Mutter wird auf Distanz gehalten, weil ihre Gefühle und Bedürfnisse geleugnet werden. Menschen in helfenden Berufen (z.B. Pflegekräfte, Lehrerinnen und Lehrer oder andere Betreuende) tappen gerne in die „Helferfalle". Das Ergebnis ist eine hierarchische Beziehung, mit dem Patienten/der Patientin, dem Schüler/der Schülerin, mit dem desorientierten Elternteil am empfangenden Ende, während Sie in der Machtposition sind. Eine Beziehung auf Augenhöhe zwischen zwei Erwachsenen eignet sich besser, um das Vertrauen zu stärken und die Kommunikation zu fördern. Obwohl es so scheint, als ob Ihre Mutter wie ein Kind ist, weil sie die soziale Kontrolle oder die Orientierung in der Zeit verloren hat, ist sie ein Erwachsener mit einem Lebensschatz an Erfahrungen, Erinnerungen und Weisheit. Sie sollte daher auch wie ein Erwachsener respektiert und behandelt werden.

Das Problem

Vielleicht ist Ihnen überhaupt nicht bewusst, dass Sie Ihre desorientierte Mutter wie ein Kind behandeln. Versuchen Sie, den Klang Ihrer Stimme zu hören; er ist oft der deutlichste Hinweis. Sprechen Sie mit einer „Lehrerstimme"? Falls Sie diesen Verdacht hegen und sich nicht selbst hören können, lassen Sie ein Tonband mitlaufen, wenn Sie mit Ihrer Mutter reden. Achten Sie auf Ihre Wortwahl. Sagen Sie „wir", statt „du", etwa: „Komm, wir gehen zur Toilette."? Haben Sie den Eindruck, dass Sie sich dauernd zusammennehmen müssen? Spüren Sie einen Druck auf der Brust oder eine Enge im Hals? Das sind einige wichtige Hinweise, auf die Sie achten sollten.

Validation

Erster Schritt: Zentrieren Sie sich. Setzen Sie sich Ihr Ziel: mit Respekt und Liebe erkunden. Atmen Sie tief durch.

Zweiter Schritt: Beobachten Sie Ihre Mutter sorgfältig. Was tut sie? Wie tut sie es? Welche Gefühle drückt sie aus? Setzen Sie die Techniken des Einstimmens und Spiegelns ein.

Dritter Schritt: Beginnen Sie nun ein Gespräch, mit dem Ziel, die Gefühle Ihrer Mutter mit ihr zu teilen.

Mutter: „Hau ab! Lass mich in Ruhe!"

Sie: „Was möchtest du denn tun!"

Mutter: „Ich möchte allein zurecht kommen."

Sie: „Was ist das Schlimmste, wenn jemand für dich sorgt?"

Mutter: „Ich mag das schmutzige Zeug nicht. Alles schmutzig, schmutzig, schmutzig. Schick, schick, schick."

Sie: „Was wird so schmutzig?"

Mutter: „Die Kinder müssen sauber gemacht und gewaschen werden und schick, schick, schick."

Sie: „Du hast dich immer sehr gut um deine Kinder gekümmert. Fehlt dir das?"

Mutter: „Ich liebe meine Kinder. Schau, da sind sie, eins, zwei, drei. Wir müssen sie jetzt fertig machen." (Sie singt: „Hänschen klein ging allein in die weite Welt hinein".)

Zusammen: „Stock und Hut steht ihm gut, ist gar wohlgemut."

Sie: „Das hast du mir als Kind immer vorgesungen. Ich erinnere mich gut. Möchtest du jetzt sauber gemacht werden?"

Kümmern Sie sich nicht um die Logik der Unterhaltung. Wenn Sie die Gefühle mit Ihrer Mutter teilen und mit ihr kommunizieren konnten, waren Sie erfolgreich. Diese Mutter möchte sich nützlich fühlen, möchte ihre Kinder versorgen. Wenn sie selbst wie ein Kind behandelt wird, kann sie dieses Bedürfnis nicht erfüllen. Sie können mitwirken, sie vorbehaltlos akzeptieren und die Wärme ihrer Muttergefühle genießen.

Jill und ihre Großmutter

Ich heiße Jill, und meine Großmutter hat die Alzheimer-Krankheit. Das haben ihr die Ärzte gesagt. Ich bin 13 Jahre alt. Meine Oma ist 78 Jahre alt. Bei meiner Oma war es immer sehr lustig. Wir sind zusammen einkaufen gegangen, und ich durfte tolle Sachen kaufen. Das hat meine Mutter manchmal geärgert, aber Oma hat nur gesagt: „He, denk' mal an deine eigene Jugend." Ich erinnere mich, dass sie auf einmal angefangen hat, wirklich komisches Zeug zu machen. Einmal hat sie vergessen, mich von der Schule abzuholen. Sie kam einfach nicht und wurde sehr ärgerlich, als meine Mutter sie deshalb ausfragte. Sie versuchte, ihren Fehler meiner Mutter in die Schuhe zu schieben. Ein andermal, beim Einkaufen, wurde sie wütend auf die Verkäuferinnen, weil sie über sie lachten. Sie hatte nach einem Weihnachtsbuch gefragt, dabei war es Juni. Solche Sachen passierten dann immer öfter. Ich bekam langsam Angst vor meiner Großmutter, weil sie so schnell wütend wurde. Als ich einmal bei ihr zu Besuch war, behauptete sie, ich hätte ihr einen Ring weggenommen, den ihr mein Großvater geschenkt hatte. Sie brüllte mich an und beschimpfte mich. Ich fing an zu weinen und wollte nicht mehr zu ihr gehen. Was würde wohl beim nächsten Besuch passieren?

Meine Mutter und ich nahmen an einem Kurs teil, um meine Oma besser zu verstehen. Das half auch mir, zu verstehen, was los war mit ihr. Dass sie mich so behandelt, weil sie krank ist. Es hat mir Spaß gemacht, zu lernen, wie man sich „zentriert“ oder entspannt. Jetzt konnte ich mich schneller beruhigen und mich wieder wohlfühlen. Ich hatte damit weniger Mühe als meine Mutter. Ich konnte Oma besser zuhören, auch wenn sie wütend war. Inzwischen wusste ich, dass sie nicht mich meinte. Ich lernte, mit ihr zu reden, wenn sie wütend war.

Meine Großmutter meint immer, sie würde bestohlen. Sie beschuldigt alle. Ich habe erfahren, dass das mit ihrer Vergangenheit zu tun hat. Als sie jünger war, ist ihre Familie sehr arm geworden, wegen der Wirtschaftskrise. Vielleicht merkt meine Großmutter, dass ihr Gedächtnis stark nachlässt. Sie hat das Gefühl, sie würde bestohlen. Ich habe gelernt, dass es besser ist, sie zu fragen: Was haben sie weggenommen? Wann haben sie dir die Sachen genommen? Wo haben sie die Sachen versteckt? Wenn ich so fragte, wurde sie nicht so zornig als wenn ich ihr sagte, dass ihr niemand etwas weggenommen hat. Ich komme mit solchen Situationen besser zurecht, fühle mich sicherer. Hin und wieder wird sie doch noch wütend, aber dann kommt sie darüber hinweg und ist wieder nett zu mir. Jetzt sind meine Besuche schöner.

Kindern und Jugendlichen besseren Umgang mit ihren desorientierten Großeltern vermitteln

Die Situation

Jill hat Angst vor den merkwürdigen Verhaltensweisen ihrer Oma und kann sie nicht verstehen. Was einmal eine warme, liebevolle Beziehung war, ist jetzt von Angst und Unsicherheit geprägt. Die Großmutter benutzt ihre Enkelin als ein Symbol für Menschen aus ihrer Vergangenheit und überhäuft sie mit verdrängten Gefühlen über vergangene Ereignisse.

Das Problem

Am meisten Hilfe braucht Jill, um die Situation verstehen und ihre Erwartungen an die Großmutter den Gegebenheiten anpassen zu können. Um eine positive Beziehung zwischen Großmutter und Enkelin aufbauen zu können, muss Jill akzeptieren, dass ihre Oma nicht mehr alles wie früher tun kann. Jill muss das Zusammensein neu gestalten und auf das Verhalten der Großmutter anders reagieren.

Validation

Erster Schritt: Wie Jill berichtet, fällt es jungen Leuten oft leichter, sich zu entspannen und zu zentrieren.

Zweiter Schritt: Während Beobachten immer der nächste Schritt im Validationsprozess war, müssen Sie in einer solchen Situation die Beobachtung übernehmen und die Information dem Kind anschließend übersetzen. Es braucht Informationen über das Verhalten der Oma.

Je nach Alter des Enkelkindes sollten Sie ausführlicher auf das Thema Desorientierung eingehen. Größeren Kindern, wie Jill, können Sie komplexere Erklärungen geben, kleineren Kindern nur einfache. Verwenden Sie positive Formulierungen anstelle negativer Bilder. Bitte sagen Sie nicht: „Oma ist jetzt verrückt"; erklären Sie die Lage vielmehr so: „Oma ist im letzten Abschnitt ihres Lebens. Sie ist vergesslich, weil ihr Gehirn nicht mehr so gut funktioniert wie früher. Manchmal verwechselt sie die Uhrzeit oder die Jahreszeit, wie damals, als sie mitten im Sommer dachte, es sei Weihnachten. Wir können das leider nicht ändern. Wir müssen sie einfach so akzeptieren, wie sie ist."

Informieren Sie die Enkel auch über persönliche Lebensumstände der Großmutter oder des Großvaters, die zur Erklärung des ungewöhnlichen Verhaltens beitragen können.

> „Oma hat ein schweres Leben gehabt. Als sie etwa in deinem Alter war, gab es eine schwere Wirtschaftskrise. Viele Leute haben ihr ganzes Geld und ihre Arbeit verloren. Omas Vater hatte keine Arbeit mehr und die Familie musste aus ihrem Haus ausziehen.

Das war ein schreckliches Erlebnis. Oma war lange Zeit ganz arm, die Familie hatte es sehr schwer. Später besserte sich die Lage, aber ich glaube, dass Oma diese harten Zeiten nie vergessen hat. Sie hat gelernt, mit Geld und ihren Sachen sehr vorsichtig umzugehen. Wenn sie heute etwas nicht findet, etwa vergessen hat, wo sie ihre Handtasche abgelegt hat, denkt sie, man hätte ihr die Tasche gestohlen. Sie hat das Gefühl, beraubt worden zu sein. Als junges Mädchen hat sie das gleiche Gefühl gehabt."

Dritter Schritt: Helfen Sie dem Enkelkind, Reaktionsweisen für regelmäßig auftretende, schwierige Situationen zu entwickeln.

„Wenn Oma die Zeit durcheinander bringt, wie damals, als sie im Juni nach Weihnachtsbüchern gefragt hat, kannst du folgendes tun: Atme tief durch und entspanne dich. Das ist der erste Schritt. Schau sie an und frage sie: ‚Was ist los?' Höre auf ihre Antwort und versuche wirklich zu verstehen, was in ihrem Kopf abläuft. Stelle ihr Fragen. Zum Beispiel: ‚Wann ist dir das schon mal passiert?' ‚Woran erinnert dich das?' ‚Wie war das, als du so alt warst wie ich?'

Wenn Oma ärgerlich wird: Atme tief durch und versuche, dich zu entspannen. Denk' daran: Wahrscheinlich ist Oma wütend, weil sie älter wird, sie hat keine Wut auf dich. Frage sie: ‚Was hat dich so wütend gemacht?' Höre genau hin, was sie antwortet.

Hier ein paar einfache Verhaltensregeln:

- Oma nie korrigieren oder ihr sagen, dass sie sich irrt.
- Versuche, zentriert zu bleiben und nicht enttäuscht oder ärgerlich zu werden.
- Höre ihr genau zu und konzentriere dich auf ihre Welt, auf ihre Wirklichkeit.
- Finde heraus, was los ist.
- Versuche, etwas über Omas Leben zu erfahren. Wie alle älteren Leute hat sie in ihrem Leben eine Menge durchgemacht und viele interessante Geschichten zu erzählen. Du kannst von ihr lernen."

Ziel ist es, eine positive Beziehung zwischen Großmutter und Enkelin herzustellen. Sich Geschichten von früher erzählen lassen und Augenblicke liebevoller Verbundenheit zu finden, das sind die Bausteine. Zusammengesetzt können sie eine Beziehung herstellen, die für beide Seiten erfüllend ist.

Ein weiteres positives Ergebnis einer erfreulichen Beziehung zwischen Großeltern und Enkelkindern besteht darin, dass junge Menschen lernen, dem eigenen Alter angstfrei und akzeptierend entgegenzusehen. Während die Enkelin den Umgang mit ihrer Großmutter erlernt, lernt sie auch den Umgang mit ihrem eigenen Alterungsprozess. Der scheint noch in ferner Zukunft zu liegen, doch werden sie die Lehren, die ihr heute zuteil werden, ein Leben lang begleiten. Als Mutter oder Vater bitte ich Sie zu bedenken, dass die Haltung, die Sie vorleben, Ihr Kind nachhaltig prägt. Es wird beim Heranwachsen vermutlich Ihre Haltung übernehmen. Eine positive Einstellung zum Alter wird dem Kind helfen, das Auf und Ab des eigenen Lebensweg zu akzeptieren.

Max und seine „Warten auf Johnnie"-Mutter

Es war nicht einfach, meine Mutter zu besuchen, aber besonders schwierig für mich, ihren ältesten Sohn. Sie sah immer so verloren aus. Das Pflegepersonal des Heims, in dem sie lebt, berichtet, sie sei recht freundlich, beteilige sich aber an Aktivitäten nur widerstrebend. Sie sitzt den ganzen Tag mit ihrer Handtasche in der Hand auf einer Bank in der Nähe ihres Zimmers. Allen Leuten, die vorbei kommen, erzählt sie: „Ich warte auf meinen Johnnie. Er wird bald heim kommen." John ist mein Vater. Er ist vor zwei Jahren an Krebs gestorben. Bis kurz vor seinem Tod hat er sich zu Hause um meine Mutter gekümmert. Meine Schwester und ich wussten sehr wohl, dass unsere Hilfe benötigt wurde, aber unser Vater behauptete immer, sie kämen gut alleine zurecht. Mutter war immer so lebhaft und lustig gewesen. Jetzt ... sitzt sie nur herum. All unsere Ermutigungen konnten kein Interesse in ihr wecken. Vergeblich. „Nein, nein, ich muss hier sein, wenn Johnnie nach Hause kommt. Wenn er vom Schiff kommt, möchte er mich sehen. Das hat er gerne. Ich darf ihn nicht verpassen." Mein Vater war Berufssoldat bei der Marine. Meine Mutter verbrachte die meiste Zeit damit, auf meinen Vater zu warten. Ich hatte jedes Mal starke Schuldgefühle, wenn ich ihr sagte: „Papas Schiff hat Verspätung. Er möchte, dass du nach Hause gehst." Oder: „Mama, Papa kommt nicht mehr nach Hause." Solche Bemerkungen schienen sie noch mehr zu beunruhigen, ja sogar zu ärgern.

Eines Tages kam ich früher als gewöhnlich zu Besuch. Da hörte ich, wie sich meine Mutter mit einer Pflegekraft unterhielt. Sie redete mit meiner Mutter wie mit ihrer besten Freundin. Sie stellte ihr Fragen wie: „Ist er meistens pünktlich? Hat er sich jemals verspätet? Wie sehr vermissen Sie ihn? Was fehlt Ihnen am meisten?" Ich war beeindruckt und verblüfft, wie gut meine Mutter diesen Dialog bewältigte. „Wo haben Sie Johnnie kennen gelernt? Was an ihm lieben Sie am meisten? Wie schwer ist das jetzt für Sie, wenn er nicht da ist?" Da fing Mutter an zu weinen und offenbarte ihre Einsamkeit. Dann schaute sie die Pflegerin an, offensichtlich völlig klar, und sagte: „Ach wissen Sie, Johnnie kommt nicht mehr nach Hause." Die Pflegerin hielt ihr nur ein wenig die Hand. Meine Mutter war damit offenbar zufrieden. Später unterhielt ich mich mit dieser Pflegekraft und daraufhin schloss ich mich einer Angehörigenselbsthilfegruppe an. Ich wollte mehr über die Validationsmethode erfahren. Ich fing an, mich bei den Besuchen zu entspannen und fragte meine Mutter, was sie brauchte. Ich lernte, mit ihr zu weinen und zu lachen oder nur stumm neben ihr zu sitzen. Meine Mutter war eine große Musikliebhaberin. Ich fühlte mich wohler, wenn ich einige der Lieder sang und summte, die sie meiner Erinnerung nach liebte. Ich lernte sogar, mit ihr zu tanzen, was unserer Verbindung gut tat, als ihr Sprechvermögen langsam nachließ. Inzwischen ist meine Mutter gestorben, doch einige meiner schönsten Erinnerungen sind mit den letzten Monaten ihres Lebens verbunden.

Ihre Mutter so akzeptieren, wie sie ist

Die Situation

Mit ihrem Warten, wie sie es aus der Vergangenheit gewohnt ist, drückt die Mutter ihre Sehnsucht nach Liebe und nach ihrem Ehemann aus. Sie hat die Realität des Heimlebens nicht akzeptiert und will sich den Wünschen ihrer Umgebung und ihrer Kinder nicht unterordnen.

Das Problem

Dem Sohn fällt es schwer, die Desorientierung der Mutter zu akzeptieren. Es kann schmerzhaft, schockierend, furchterregend oder einfach schrecklich traurig sein, den Realitätsverlust der eigenen Mutter mitzuerleben. Das ist einer der entscheidenden, manchmal sehr schwer zu ertragenden Punkte, den Kinder von desorientierten Eltern bewältigen müssen. Aber bewältigen müssen wir und bekommen hoffentlich den Verlust auch in den Griff. Der Sohn muss sich klar machen, dass seine eigenen Erwartungen das Problem sind, nicht seine Mutter. Er muss sie so akzeptieren, wie sie ist; erst dann wird eine unterstützende und liebevolle Beziehung möglich.

Validation

Bevor wir mit dem Validieren beginnen können, müssen wir neu auf die Situation schauen. Anstatt das Verhalten der Mutter durch die Brille Ihrer eigenen Normen und Werte zu betrachten, versuchen Sie es aus einer anderen Perspektive zu sehen. Dabei sind einige Dinge zu beachten:

Zu den faszinierenden Dingen beim Validieren von Menschen in Phase 2 gehört, wenn sie Erkenntnis auf verschiedenen Bewusstseinsebenen gleichzeitig zeigen. Ihre Mutter weiß, dass ihr Mann tot ist, und sagt, sie warte auf ihn. Deshalb reagiert sie nicht positiv, wenn Sie sagen: „Er hat sich verspätet." Sie möchten sie trösten, aber sie weiß, dass Sie nicht die Wahrheit sagen.

Wenn sie so dasitzt und auf ihren Mann wartet, macht sie einen vollkommen zufriedenen Eindruck. Sie mag desorientiert und zeitverwirrt sein, aber sie scheint relativ zufrieden mit diesem Zustand. Sicher, manchmal ist sie einsam. Sie hat ihren Lebenspartner verloren, den Mann, der ihr Lebensinhalt war. Diesen Verlust wird sie nicht verwinden. Sie kann diesen Mann nicht ersetzen. Sie will ihn nicht ersetzen. Sie will ihn und die Erinnerung an ihn lebendig halten, weshalb sie tut, was sie schon immer getan hat – sie wartet auf die Ankunft seines Schiffs und auf seine Heimkehr.

Erster Schritt: Zentrieren Sie sich, um Ihre eigenen Gedanken und Gefühle auszublenden. Machen Sie sich klar, dass dies bedeutet: Sie müssen den Verlust der Mutter, die sie einst hatten, anerkennen.

Das ist entscheidend und manchmal sehr schwer. Oft hilft es, sich ein bestimmtes Ziel zu setzen: „Ich will wissen, wer meine Mutter derzeit ist und was in ihrem Kopf vorgeht."

Zweiter Schritt: Beobachten Sie Ihre Mutter sorgfältig. Finden Sie sich empathisch in die Gefühlswelt Ihrer Mutter ein.

Dritter Schritt: Erkunden Sie die Welt Ihrer Mutter und nehmen Sie mit ihr daran teil.

Sie: „Hallo, Mama, wie geht's?"

Mutter: „Oh, hallo. Ich warte auf Johnnie. Er wird bald heim kommen."

Sie: „Wartest du schon lange?"

Mutter: „Oh ja, aber er kommt immer nach Hause und nach so einer langen Reise möchte er mich unbedingt daheim antreffen."

Sie: „Fehlt er dir, wenn er weg ist?"

Mutter: „Klar."

Sie: „Was fehlt dir am meisten?"

Mutter: „Ich bin so allein. Er ist so stark. Wir halten uns an den Händen und schauen einander an."

Sie: „Ist es so, dass Du dich von ihm beschützt fühlst?"

Mutter: „Sicher und warm und ganz."

Sie: „Ganz! Hat er dich ergänzt?"

Mutter: „Richtig. Weißt du, es ist nicht leicht, Kinder allein aufzuziehen und sich allein um alles zu kümmern."

Sie: „Ich weiß. Du hast es wirklich gut gemacht mit uns. Wie ging noch mal das alte Lied, das du mit Papa immer gesungen hast? Ich hab' noch einen Koffer in Berlin …"

Mutter und Sohn singen es gemeinsam.

Der Sohn kann durch gemeinsames Singen das Gefühl von Sicherheit, Wärme und Ganzheit wiederbeleben. Auch miteinander tanzen erfüllt diesen Zweck. Das Bedürfnis nach Sicherheit kommt in den Unterhaltungen am stärksten zum Ausdruck. Der Sohn könnte auch das Thema Alleinerziehen und die Schwierigkeiten, die sie dabei erfahren hat, zur Sprache bringen – sofern es die Mutter zu interessieren scheint.

Ein enger, liebevoller Kontakt zur Mutter im letzten Abschnitt ihres Lebens ist ein Geschenk für beide Seiten. Er kann heilend wirken, er kann ein befriedigender Abschluss von Angelegenheiten sein, die bisher nicht geklärt waren. Er kann Ihrer Mutter, wenn es soweit ist, zu einem friedlicheren Tod verhelfen. Wenn Sie Ihre Mutter in ihrem momentanen Zustand akzeptieren, werden sich Türen auf eine andere Beziehungsebene hin öffnen. Sie haben viel zu gewinnen, Ihre Mutter auch.

Emily und ihr Mann Samuel

Als wir heirateten, war Sam 25 Jahre alt, ich gerade mal 23. Jetzt ist er 82 Jahre alt, und ich erinnere mich an den Hochzeitstag vor 57 Jahren sehr deutlich. Er drückte mich an sich und versicherte mir, dass wir uns nie trennen würden. Später hat er dann eine fantastisch bezahlte Stelle ausgeschlagen, weil er dabei viel auf Reisen gewesen wäre. Wir hatten keine Kinder, aber unser Leben nur zu zweit war erfüllt und sehr glücklich.

Man muss diesen Hintergrund kennen, um zu begreifen, wie völlig unvorbereitet ich war und wie unfähig, mit Sams Verhalten zurecht zu kommen, als er an Alzheimer erkrankte. Er vergaß, wer ich bin. Manchmal konnte er sich durch einen sanften Hinweis wieder erinnern, manchmal nicht. Dann sagte ich laut: „Sam, ich bin's, Emily, deine Frau!“ Ich habe in dieser Zeit mehr geweint als je in meinem Leben. Eines Abends kam es zu einer Krise. Das war vor fünf Jahren. Ich kam gegen 21.00 Uhr von meinem monatlichen Frauentreffen nach Hause. Als Sam mich sah, fing er an zu schreien: „Raus aus meinem Haus! Was würde meine Frau sagen, wenn ich eine fremde Person reinlasse? Raus hier!“ Ich antwortete: „Aber Sam, ich bin deine Frau! Ich bin's, Emily!“ Ich war verzweifelt. Sein Blick war irgendwo weit weg, in einer anderen Welt, und ich hatte keine Ahnung, wie ich ihn erreichen konnte. Er schubste mich aus der Tür und schloss hinter mir ab. Als ich auf der Veranda des Hauses stand, in dem wir so viele gemeinsame Jahre verbracht hatten, verlor ich die Fassung. Ich setzte mich auf die Treppe und weinte, weil ich nicht wusste, was ich tun und an wen ich mich wenden sollte. Nach etwa einer halben Stunde ging ich durch den Hintereingang ins Haus. Diesmal erkannte mich Sam recht schnell, und der Rest des Abends verlief ohne Probleme.

Eine meiner Freundinnen aus dem Frauenkreis hatte mir über Validation berichtet und das Buch geschenkt. Ich erfuhr, dass Naomi Feil, die Begründerin der Validationsmethode, einen Kurs abhalten würde, und meldete mich an. Der Kurs war, bescheiden ausgedrückt, recht erhellend. Ich schöpfte aus ihm wieder Hoffnung. Den Verlauf von Sams Krankheit konnte ich zwar nicht beeinflussen, meine eigenen Reaktionen auf ihn sehr wohl. Ich musste die Dinge von seiner Warte aus sehen und durfte nicht versuchen, ihn von der Richtigkeit meines Standpunkts zu überzeugen. Okay. Bei nächster Gelegenheit, als Sam mich wieder nicht erkannte, widersprach ich ihm nicht. Das war nicht leicht, aber es funktionierte. Als ich mich daran gewöhnt hatte, nicht aufzuspringen und mich zu verteidigen, stellte ich ihm einfache Fragen wie: „Wann kommt deine Frau nach Hause?“ „Wie sieht sie aus?“ Auf diese Frage hin begann Sam, mich in den herrlichsten Farben zu schildern. Es tat mir so gut, zu spüren, dass er mich wirklich liebt. Am Ende seiner Beschreibung war klar, dass er mich wieder erkannte. Er nahm meine Hände und gab mir einen Kuss auf die Stirn. Wir hatten beide Tränen in den Augen. Ich weiß nicht, wie schnell Sams Krankheit voranschreiten wird oder welche anderen Schwierigkeiten uns noch bevorstehen. Doch für’s Erste fühle ich mich dem gewachsen.

Nicht erkannt werden, das ist die Hölle

Die Situation

Es gibt wohl keine schlimmere Situation als die, von einem desorientierten betagten Familienangehörigen nicht erkannt zu werden. Wenn Ihre Mutter, Ihr Vater oder Mann nicht mehr weiß, wer Sie sind, ist das meist ein schwerer Schlag. Vermutlich haben Sie das Gefühl, Ihrer Identität beraubt zu werden. Das kann verwirrend sein. Plötzlich gelten die normalen Regeln des sozialen Umgangs nicht mehr, plötzlich scheint Ihre persönliche Lebensgeschichte ausgelöscht zu sein. Vielleicht kommt Ihnen der Gedanke: „Na gut, wenn mein Mann nicht mehr weiß, wer ich bin, warum sollte ich noch etwas für ihn tun?“

Seien Sie versichert: Auf einer anderen Ebene weiß Ihr Mann, wer Sie sind. Ihre gemeinsamen Jahre sind noch da. Sie sind immer noch Sie. In den Momenten, wo er Sie nicht erkennt, gehen andere

Dinge in seinem Inneren vor, Dinge, die vielleicht nichts mit Ihnen zu tun haben, Dinge aus seiner Vergangenheit. Sie sind vermutlich ein Symbol, die Verkörperung einer anderen Person.

Aus Samuels Sicht ist die Lage ganz anders. Samuel sucht nach seiner brünetten Frau, nach der Frau, die er geheiratet hat, die so aussieht wie vor vielen Jahren. Er erkennt die weißhaarige, ältere Frau an seiner Seite nicht. Er hält sich selbst nicht für älter, weil seine Wirklichkeit mit der Vergangenheit verknüpft ist. Stellen Sie sich vor, wie es sich aus seiner Perspektive anfühlt. Auf unbestimmte Weise weiß er, dass er von Ihnen abhängig ist. Ohne Sie ist er verloren. Da kommt diese fremde Frau herein. Jetzt ist er verloren und in einer beunruhigenden, potenziell gefährlichen Situation. Seine Reaktion: Er drängt die beunruhigende Person raus und verteidigt sich.

Das Problem

Samuel braucht Zeit, um die Verbindung herzustellen zwischen Vergangenheit und Gegenwart und die Panik zu überwinden, die ihn packt, wenn er Sie nicht erkennt. Sie können ihm helfen, indem Sie ruhig bleiben und versuchen, ihn in ein Gespräch zu verwickeln. Er wird Ihre Stimme erkennen, eine Berührung, Ihre Augen oder vielleicht ein Lächeln. Die Suche nach einem Zugang zu ihm verläuft nicht gradlinig, sie folgt weder Logik noch Vernunft. Es gilt, den emotionalen Pfad zu finden.

Validation

Erster Schritt: Dieses Verständnis für die Situation können Sie einsetzen, um Ihren Schmerz ein wenig zu lindern. Rücken Sie die Situation ins rechte Licht. Setzen Sie die Zentrierungstechniken ein, immer wieder. Um diese schwierigen Situationen durchzustehen, müssen Sie die eigenen Gefühle eine Weile beiseite lassen. Sie brauchen unbedingt einen anderen Ort, an dem Sie Ihren Gefühlen freien Lauf lassen können – bei Ihrem Mann und in solchen Augenblicken sind sie fehl am Platze. Führen Sie Atem- und Entspannungsübungen durch und überlegen Sie, was in Ihrem Mann vorgehen mag, um eine solche Reaktion auszulösen. Konzentrieren Sie sich nun auf *seine* Empfindungen und Bedürfnisse, anstatt auf Ihre eigenen.

Zweiter Schritt: Beobachten Sie ihn sorgfältig. Manchmal fördert es die Objektivität, sich auf ein bestimmtes körperliches Detail zu konzentrieren. Versuchen Sie herauszufinden, welche Merkmale charakteristischerweise während diesen Augenblicken auftreten, wenn er Sie nicht erkennt. Wenn es Ihnen gelingt, die körperlichen Veränderungen wahrzunehmen, die jedes Mal auftreten, wenn Ihr Mann in diesen Geisteszustand gerät, sind Sie künftig vorgewarnt und weniger verblüfft, wenn er Sie nicht erkennt.

Dritter Schritt: Stellen Sie Fragen, um die Innenwelt Ihres Mannes zu erkunden. Wichtig ist, sich auf seine Emotionen einzulassen und sie zu respektieren. Wenn Sie Empathie aufbringen können, umso besser.

Samuel: „Was tun Sie hier? Wer sind Sie?"

Sie: „Wen erwarten Sie?"

Samuel: „Meine Frau wird jeden Augenblick hier sein. Gehen Sie, bevor sie nach Hause kommt."

Sie: „Wie sieht Ihre Frau aus?"

Samuel: „Sie hat gewelltes, dunkles Haar und braune Augen. Sie ist nicht sehr groß. Sie reicht mir bis hier her."

Sie: „Was gefällt Ihnen am besten an Ihrer Frau?"

Samuel: „Sie ist so lieb und freundlich. Sie kümmert sich um mich. Sie ist für mich da."

Sie: „Kommt sie immer wieder nach Hause?"

Samuel: „Immer. Wir sind immer beisammen. Das war schon immer so."

Sie: „Ihre Frau ist immer für Sie da. Was wäre, wenn sie nicht da wäre?"

Samuel: „Das wäre schrecklich. Das könnte ich nicht ertragen."

Sie: „Würden Sie sich verloren und einsam fühlen?"

Samuel: „Ja, genau."

Sie: (Sie merken an seinem Blick, dass er Sie erkennt und berühren sein Gesicht.) „Ich bin hier."

Samuel: „Stimmt, du bist da. Zeit für eine Tasse Tee."

In genau solchen Situationen ist ein Anker nützlich. Ein Anker ist eine Verbindung zwischen einer sensorischen Wahrnehmung und einem Gefühl (siehe die Erläuterungen im Teil I). Wenn Sie eine Verbindung herstellen können zwischen einer Berührung und dem Gefühl „Ich werde geliebt und beschützt“, können Sie diesen Anker einsetzen, wenn Ihr Mann Sie nicht erkennt, sich fürchtet oder verloren fühlt. Im Kontext einer Unterhaltung, wie der obigen, wäre eine Verankerung angezeigt. Ein Anker funktioniert am besten, nachdem das intensive, ursprüngliche Gefühl ausgedrückt wurde. Fangen Sie nicht mit dem Anker an. Erst kommt das Gespräch, dann der Anker.

Das Ausfindigmachen anderer Zugangswege zu Ihrem Mann kann befriedigend sein. Sich von den eigenen Erwartungen lösen, kann befreiend sein. Selbst in dieser sehr schwierigen Situation gibt es positive, konstruktive Betrachtungsweisen und Handlungsmöglichkeiten. Es kann erfreuliche Augenblicke geben und Augenblicke der gegenseitigen Liebe. Diese Momente können Ihnen Kraft spenden für die Bewältigung schwieriger Zeiten.

Helen und ihre Schwester Meryl

Meryl ist meine Schwester. Sie hat die Alzheimer-Krankheit. Ich bin Helen, das Nesthäkchen in der Familie. Bei meiner Geburt war meine Schwester Meryl 17 Jahre alt. Mein ganzes Leben lang war sie mir immer weit voraus und überlegen. Als unsere Mutter starb, trat sie in ihre Fußstapfen, ohne einen Augenblick zu zögern. Jetzt, als 79-Jährige, sehe ich, wie sie mit den einfachsten Dingen kämpfen muss. Meine Schwester verliert sich in ihrer eigenen Gedankenwelt.

Ihr Freundeskreis und die Nachbarschaft bemerkten die Veränderungen lange vor mir. Doch es kommt die Zeit, da kannst du die Augen einfach nicht mehr verschließen. Ich begann es zu realisieren, als meine Schwester nicht mehr fähig war, Kleinigkeiten zu verstehen, etwa warum eine Glühbirne nicht mehr funktionierte. Immer wieder sperrte sie sich selbst aus. Die Nachbarn fanden sie oft zu jeder Nachtzeit draußen vor der Tür. Ich musste meine Schwester aus ihrem Haus holen und in ein Pflegeheim bringen. Eine schwerere Aufgabe habe ich in meinem bisherigen Leben nie bewältigen müssen. Sie war so wütend auf mich. Die Besuche waren schwer. Sie bat mich, sie nach Hause zu bringen. Sie flehte mich an, sie nicht dort eingesperrt zurückzulassen. Ich wusste nicht, was tun. Ich versuchte, ihr zu sagen, dass wir nur ihr Haus in Ordnung bringen mussten, aber es erschien mir einfach falsch, sie anzulügen. Auch sie wusste offenbar, dass es eine Lüge war. Wenn ich ihr versicherte, dass ich sie in ein paar Tagen nach Hause bringen würde, beruhigte sie sich für kurze Zeit. Ich wusste, das war ein Fehler, aber was blieb mir anderes übrig?

Eines Tages rief mich ein Nachbar an, um mir zu sagen, dass meine Schwester vor ihrem Haus stand. Irgendwie war sie dem Pflegeheim entwischt. Es brauchte große Überredungskünste, bis sie endlich doch ins Auto stieg. Ich brachte sie zurück an den Ort, der ihr verhasst war, an den sie verbannt war, von dem sie geflüchtet war, an einen Ort, der vor allem auf Sicherheit angelegt war. Das hat sich verheerend auf Meryl ausgewirkt, aber auch auf mich. Ich hatte das Gefühl, den einzigen Menschen auf der Welt, der immer zu mir gehalten hatte, verraten zu haben. Ich hatte total versagt!

Verständnis und Hilfe fand ich schließlich in Form einer Angehörigenselbsthilfegruppe, angeboten vom Pflegeheim, in dem meine Schwester untergebracht war. Ich lernte mit dem Verhalten meiner Schwester effektiver umzugehen. Ich lernte zuhören und sie in ihrem Schmerz und ihrer Trauer zu begleiten. Bislang war mir nicht bewusst gewesen, wie viel sie verloren hatte, wie abgrundtief traurig sie war. Die Trauer über den Verlust ihres Hauses, des Heims, das sie so geliebt hatte, war stärker als ich gedacht hatte. Ihre Vergesslichkeit, das Gefühl, den Verstand zu verlieren, quälten sie. Sie war sich nicht mehr sicher, welchen Platz sie im Leben hatte. Das war für mich der Anlass, über mein eigenes Alter nachzudenken. Manchmal saßen wir beisammen ohne zu sprechen; ich lernte, still zu sein. Wir sprachen über viele Dinge. Was ich besonders genoss, waren die Erinnerungen meiner Schwester an unsere Mutter und an unseren Vater. Die waren für uns beide eine Bereicherung. Wir redeten, wie wir zuvor selten miteinander geredet hatten. Ich konnte dem, was sie zu erzählen hatte, besser zuhören. Und sie hatte tatsächlich eine Menge zu erzählen! Sie äußert noch immer den Wunsch, nach Hause zu gehen, was ich aber inzwischen als unabänderliche Tatsache akzeptieren kann. Inzwischen fällt es mir leichter, damit umzugehen. Ich weiß, dass sie mich eines Tages nicht mehr darum bitten wird … eines Tages wird sie überhaupt nichts mehr tun. Ihre drängenden Fragen werden nur noch eine bitter-süße Erinnerung sein. Ich habe begriffen, dass sie, ungeachtet ihrer Verwirrtheit, meine große Schwester ist und bleiben wird.

„Ich will jetzt nach Hause!“ Was tun?

Die Situation

Verzweifelt will Meryl nach Hause, weil sie sich sicher, beschützt, unabhängig und gesund fühlen möchte. „Daheim sein“ wird mit solchen Gefühlen und Bedürfnissen assoziiert. Jeder Mensch hat beim Wort „daheim“ seine eigenen Assoziationen. Es kann ein Symbol sein und für Erwachsensein stehen, für Selbstwert oder Status, ja sogar für Identität. Das vor vielen Jahren erworbene Haus, die altvertraute Wohnung eines Menschen ist weit mehr als ein Gebäude oder eine Adresse. Helen steckt in der Klemme, fühlt sich frustriert, schuldig und verzeifelt. Sie hat aber keine andere Möglichkeit, als die Schwester in einem Pflegeheim unterzubringen.

Das Problem

Angehörige, denen die Entscheidung obliegt, einen nahestehenden Menschen in eine Einrichtung zu geben, sind unterschiedlichen emotionalen Belastungen ausgesetzt. Man kann sich schuldig fühlen, obwohl man weiß, dass man in der gegebenen Situation die beste Entscheidung getroffen hat. Dieses Gefühl kann sich unbewusst Bahn brechen, etwa indem Sie hartnäckig versuchen, Ihre Schwester dazu zu bewegen, die neue Umgebung zu akzeptieren und sich in ihr wohl zu fühlen, oder indem Sie ihre verärgerte Ablehnung der Heimunterbringung ignorieren. Ihren eigenen Gefühlen ausgeliefert fällt es Helen schwer, sich Meryl gegenüber zu öffnen und deren Gefühle zu akzeptieren.

Validation

Erster Schritt: Wenn Ihre Schwester sagt: „Ich muss jetzt nach Hause“, ist es Zeit, sich zu zentrieren. Lassen Sie Ihre eigenen Gefühle beiseite. Erinnern Sie sich an das momentane Ziel der Begegnung: Sie wollen eine liebevolle, vertrauensvolle Beziehung mit Ihrer Schwester aufbauen und ihr helfen, ihre Gefühle und Bedürfnisse auszudrücken. Wenden Sie sich aber unbedingt nach der Validation Ihren eigenen Gefühlen wieder zu. Versuchen Sie, mit den eigenen

Gefühlen außerhalb der Beziehung zu Ihrer Schwester klar zu kommen. Die Schwester kann Ihnen nicht direkt helfen. Sie kann Ihre Gefühlsäußerungen vermutlich nicht erfassen. Sie ist eingehüllt in ihrer eigenen Welt; sie kämpft mit ihren persönlichen, unerledigten Angelegenheiten. Suchen Sie sich zur eigenen Unterstützung einen passenden Ort, eine bestimmte Person oder eine Selbsthilfegruppe.

Zweiter Schritt: Beobachten Sie Ihre Schwester, wohl wissend, dass dieses Vorgehen Ihnen in mindestens zweierlei Hinsicht helfen wird. Einmal, indem Sie sich auf etwas Objektives konzentrieren, zum anderen bekommen Sie Hinweise auf das, was im Kopf Ihrer Schwester vorgeht.

Dritter Schritt: Erkunden Sie nun die Welt Ihrer Schwester.

Meryl: „Ich muss jetzt sofort nach Hause!"

Sie: „Was ist los?"

Meryl: „Ich bin hier eingesperrt und kann nicht raus. Ich will nicht hier sein. Ich muss hier raus. Hilf mir! Du hast mich eingesperrt. Hol' mich hier raus!"

Sie: „Was ist hier das Schlimmste für dich?"

Meryl: „Alles hier ist schlimm. Die Leute sind verrückt. Die Pflegerinnen kümmern sich nicht. Ich finde hier nichts. Ich gehöre nicht hierher."

Sie: „Wo gehörst du hin?"

Meryl: „Nach Hause. Weidestraße 86."

Sie: „Was magst du an dem Haus in der Weidestraße am meisten?"

Meryl: „Da gehöre ich hin, da sind meine Sachen, da kümmere ich mich um alle."

Sie: „Du gehörst in dieses Haus. Du hast dich dein ganzes Leben lang um alle gekümmert."

Meryl: „Ja, das stimmt. Als Mutter starb, als die anderen weggingen, als Papa starb, ich war da. Ich bin immer da."

Sie: „Du warst wie ein Fels. Wir haben uns alle an dir festgehalten. Was hätten wir nur ohne dich getan?"

Meryl: „Du warst immer ein braves Mädchen. Nicht wie Billy, der immer in Schwierigkeiten geriet. Aber du warst so zart, so verletzlich. Ich machte mir immer Sorgen um dich. Martha hat dich tyrannisiert in der Schule. Erinnerst du dich? Ich musste mich an den Direktor wenden!"

Sie: „Nein, ich erinnere mich nicht. Bitte erzähl mir davon."

Meryl: „Martha hat sich die ganze Zeit über dich lustig gemacht, mittags, auf dem Weg von der Schule nach Hause. Ich glaube es war im Frühjahr. Na, jedenfalls bist du völlig verängstigt nach Hause gekommen. Du hattest Angst, sie würde dich verprügeln oder so. Nach dem Essen hab ich dich zur Schule begleitet und mir Martha vorgeknöpft. Dann ging ich schnurstracks ins Büro des Direktors und habe ihm gesagt, er müsse etwas gegen dieses Mädchen unternehmen."

Sie: „Du hast mich immer gut beschützt! Das hab' ich nicht vergessen. Danke Meryl, dass du dich damals so gut um mich gekümmert hast."

(Die beiden Frauen sitzen schweigend beisammen, halten sich an den Händen und lächeln.)

In diesem Dialog wurde Meryls Bedürfnis, für andere verantwortlich zu sein, andere zu beschützen, angesprochen. Das ist ein Schlüsselthema ihres Lebens. Wenn ihre Identität gestützt wird, kann sie ihren dringenden Wunsch, „nach Hause" zu gehen, loslassen. Sie haben eine wunderbare Möglichkeit gefunden, sich gemeinsam früherer Zeiten zu erinnern und das Selbstwertgefühl Ihrer Schwester zu stärken.

Sara und Mama

Ich heiße Sara. Meine Mama und ich haben 25 Jahre lang in unserem Familienbetrieb zusammengearbeitet. Mit 18 Jahren habe ich angefangen, auf einer Vollzeitstelle; da waren noch beide Eltern im Geschäft. Vor zehn Jahren ist mein Vater an Krebs gestorben. Seither sind wir zu zweit, nur Mama und ich.

Meine Mutter war immer eine recht unabhängige, starke Person und eine sehr gute Geschäftsfrau. Papa hat den Leuten erzählt, es sei nur Mutters gutem Geschäftssinn zu verdanken, dass das Möbelgeschäft nicht schon mehrmals Bankrott gegangen sei. Ich erinnere mich gut daran. Deshalb konnte ich erst gar nicht glauben, was ich vor einigen Jahren bei meiner Mutter beobachtete: Die Buchführung war vernachlässigt, Lieferungen waren fehlerhaft, Rechnungen blieben unbezahlt liegen. Eines Sonntagsmorgens rief sie mich an und sagte, ich hätte mich verspätet. Das Geschäft war aber am Sonntag immer geschlossen. Als ich sie darauf hinwies, wurde sie ärgerlich und versuchte mich davon zu überzeugen, es sei Montag. Ich ging in den Laden und da saß sie im Büro, untätig, wie eine verlorene Seele. Jetzt bekam ich es mit der Angst zu tun, vor allem als ich merkte, dass sie mit dem Auto zur Arbeit gefahren war. Ich bestand darauf, sie nach Hause zu fahren, und es kam zu einem schrecklichen Streit. „Ich bin nicht blöd", sagte sie, „schließlich bin *ich* die Mutter, mein Fräulein, nicht *du*!" Ich fuhr hinter ihr her, es gab keine Probleme. Sie hat wahrscheinlich gar nicht gemerkt, dass ich ihr folgte. Sie stieg aus dem Auto, ließ den Motor laufen und ging ins Haus. Der Wagen stand mit laufendem Motor in der geschlossenen Garage. Als ich sie darauf aufmerksam machte und ihr zeigte, was sie getan hatte, wurde sie wieder wütend. Ich würde versuchen, sie als Irre hinzustellen, behauptete sie. Sie warf mir sogar vor, selbst den Motor angelassen zu haben, um sie in ein schlechtes Licht zu rücken.

Meine Geschichte unterscheidet sich vermutlich von anderen. Wir hatten nämlich Glück. Die jüngere Schwester meiner Mutter ist eine Nonne vom Orden der Barmherzigen Schwestern. Ihre Oberin erteilte ihr die Erlaubnis, zu meiner Mutter zu ziehen, um sie zu pflegen. Sie war ein Gottesgeschenk, und das meine ich wörtlich. Im Laufe der Zeit wurde meine Mutter immer schwieriger. Ihre Verwirrtheit nahm zu, sie bekam oft richtige Angstzustände. Sie pochte zudem beharrlich auf die Echtheit ihrer Wahrnehmungen der Realität. Oft zog sie sich mitten in der Nacht an und wollte ins Geschäft gehen. Je mehr meine Tante und ich versuchten, sie an der Realität zu orientieren, desto störrischer wurde sie. Wir waren schließlich am Ende unserer Weisheit, weinten und versuchten, sie im Haus zu halten. Es war ein Albtraum.

Ich hatte das Buch über Validation aus irgend einem Grund vor langer Zeit einmal gelesen, dann zur Seite gelegt. Wie gut, dass ich gerne Sachen hamstere. Ich fand das Buch wieder, meine Tante und ich lasen es, und fingen an, die beschriebenen Techniken anzuwenden. Wir versuchten beide, uns in die Welt meiner Mutter hineinzuversetzen und zu verstehen, dass sie unbedingt wieder arbeiten und sich nützlich fühlen wollte. Wir sprachen über das Geschäft, fragten sie um Rat und gaben ihr alte Buchhaltungsunterlagen in die Hand, was ihr zu helfen schien. Sie trug diese Bücher unter dem Arm, ging von einem Zimmer ins andere, nahm das Inventar auf, stellte gelegentlich Fragen zu bestimmten Möbelstücken und machte Lösungsvorschläge für schwierige Stellprobleme. Wir stellen die Möbel häufig um; doch das ist ein kleiner Preis für den Seelenfrieden, den meine Mutter dadurch erfährt. Funktioniert diese Methode immer? Nein, manchmal ist Mutter einfach nicht zu erreichen. Aber meistens funktioniert die Methode.

Warum Sie mit Lügen und Sich-Verstellen nichts erreichen

Die Situation

Die Mutter bringt ihr Bedürfnis nach Produktivität zum Ausdruck, indem sie die Routine des Arbeitsalltags trotz Orientierungs- und Gedächtnisproblemen aufrechterhält. In ihrer persönlichen Wirklichkeit fühlt sie sich lebendig und wertvoll.

Das Problem

Sara versucht auf verschiedenen Wegen, das desorientierte Verhalten ihrer Mutter in den Griff zu kriegen: Zum Schein geht sie auf die falschen Vorstellungen ein, lenkt die Mutter ab oder konfrontiert sie mit der Realität. Eine Zeit lang können diese Strategien funktionieren, meist führen sie aber zu Wutanfällen und innerem Rückzug.

Lügen zum Wohle des „Patienten“ oder der „Patientin“ wird oft die „therapeutische Lüge“ genannt. Desorientierte Menschen nehmen jedoch auf einer gewissen Ebene ihres Bewusstseins die Realität wahr. Nur dass ihnen diese Realität momentan nicht hilft, weil sie entweder zu schmerzhaft und deshalb nicht zu akzeptieren ist, vielleicht aber auch einfach nicht dienlich oder wichtig. Menschen im letzten Lebensabschnitt befassen sich oft mit ihren Erinnerungen und der Aufarbeitung alter, unvollendeter Angelegenheiten. Das „Hier und Jetzt“ spielt bei diesem Prozess keine Rolle. Ihre Mutter wird es unbewusst merken, wenn Sie lügen, wenn Sie zu glauben vorgeben, Sonntag sei Montag, um ein Beispiel zu nennen. Das Vertrauensverhältnis wird dadurch belastet. Sorgen Sie für eine auf Vertrauen und Liebe gründende Beziehung. Die Kommunikation folgt dann fast von selbst.

Es gibt einen Mittelweg zwischen Schauspielerei und Konfrontation – die Akzeptanz der persönlichen Realität, wie sie von Ihrem desorientierten Familienmitglied ausgedrückt wird, verbunden mit dem Wissen, dass das Verhalten einen sehr guten Grund hat. Sie müssen Ihre Mutter, um sie zu beruhigen, nicht nachahmen, Sie brauchen sie auch nicht „zurück in die Wirklichkeit“ zu bringen. Sie müssen die Ursache, die Gründe für ihr Verhalten und ihre Behauptungen herausfinden. Wenn es Ihnen gelingt, das eigentliche Bedürfnis zu befriedigen, ist ihr geholfen.

Validation

Erster Schritt: Zentrieren Sie sich. Entspannen Sie den Körper. Atmen Sie tief durch.

Zweiter Schritt: Schauen Sie Ihre Mutter an. Übernehmen Sie die Stimmung Ihrer Mutter. Oft genügt es, die Stellung ihres Mundes, ihres Kinns und ihrer Augen zu übernehmen, um ein Gefühl zu erfassen und Empathie zu erreichen. Versuchen Sie es.

Dritter Schritt: Finden Sie heraus, was momentan los ist. Vergessen Sie den Verlauf des letzten Gesprächs mit Ihrer Mutter und machen Sie sich keine Gedanken über künftige Ereignisse. Bleiben Sie im Moment.

Sie: „Hallo, Mama, was ist los?“

Mutter: „Ich muss in den Laden. Wir sind spät dran. Was machst denn du hier?“

Sie: „Ich will dich besuchen und wissen, wie es dir geht. Wie spät bist du dran?“

Mutter: „Du weißt ja, wir öffnen um 10.00 Uhr. Wie viel Uhr ist es?“

Sie: „Hast du das Gefühl es sei sehr spät?“

Mutter: „Alles ist zu spät.“

Sie: „Du warst immer pünktlich. Papa hat immer gesagt, ohne dich wäre das Geschäft längst pleite. Wo hast du das alles gelernt?"

Mutter: „Bei meiner Mutter. Sie hat immer gesagt: Um pünktlich zu sein, solltest du 10 Minuten eher da sein. Das hab ich auch dir weitergegeben. Immer pünktlich sein, die schriftlichen Sachen sofort erledigen und Ordnung halten."

Sie: „Mama, was hat dir an der Arbeit im Laden am besten gefallen?"

Mutter: „Ich mag es, wenn die Kundschaft zufrieden ist. Es hat Leute gegeben, die sind nach Jahren wieder in den Laden gekommen, um mir zu sagen, dass sie mit dem Sofa, das sie damals gekauft haben, immer noch sehr zufrieden sind."

Sie: „Gute Arbeit geleistet, nicht wahr?"

Mutter: „Ganz genau."

Sie: „Was wäre, wenn du nicht mehr arbeiten könntest?"

Mutter: „Ich wäre verloren. Es wäre nichts mehr da."

Sie: „Verstehe. Arbeit ist wichtiger als alles andere."

Mutter: „Stimmt. Wer nicht arbeitet, kann auch nicht essen."

Sie: „Es ist so wichtig, Arbeit zu haben."

Mutter: „So ist es."

Sie: „Du hast wirklich gute Arbeit geleistet."

Mutter: „Danke, Schätzchen. Du auch."

Wenn Sie mit einer direkten Frage konfrontiert werden, etwa: „Was machst du denn hier?", rate ich Ihnen, sie ernst zu nehmen und zu beantworten, bevor Sie weiter explorieren. Es wäre unhöflich, die Frage einfach zu übergehen. Wenn Ihnen allerdings eine realitätsbezogene Frage gestellt wird, deren Beantwortung vermutlich auf eine Konfrontation hinausläuft (etwa die Frage nach der Uhrzeit), versuchen Sie eine fragende, eher explorierende Antwort zu finden. Das Thema Zuspätkommen ist stark verknüpft mit dem Gefühl des Verlorenseins oder des Verlassenwerdens. Poetisch umschrieben kann es bedeuten: „Ich werde zu alt und das Leben geht an mir vorüber."

Sie können Möbel umstellen, Ihrer Mutter alte Buchführungsunterlagen in die Hand geben und sie um Rat fragen, was jedoch keinesfalls zu einem Spiel oder Theater ausarten darf. Ihr Bedürfnis, ein produktiver, nützlicher Mensch zu sein, muss ernst genommen werden. Das ist das Allerwichtigste. Es wird ihr helfen, sich selbst wertvoll zu fühlen, und das drängende Bedürfnis befriedigen. Konzentrieren Sie sich darauf, Ihrer Mutter Respekt zu zeigen, und erweisen Sie ihrer großen Lebenserfahrung Ihre Wertschätzung. Sie wird darauf mit Sicherheit positiv reagieren und Sie werden eine gute Zeit miteinander haben.

Louise und Tom

Ich bin seit langer Zeit mit Tom verheiratet. Seit sechsunddreißig Jahren, um es genau zu sagen. Als mir der Hausarzt für Tom die Diagnose Alzheimer mitteilte, konnte ich es nicht glauben. Es war wie ein Schlag in die Magengrube. Wie muss er es erst empfunden haben! Tom ist erst 59 Jahre alt. Wie oft haben wir über seine Vergesslichkeit gewitzelt. Doch irgendwie wusste ich, dass etwas Ernsteres dahinter steckte. Gesunde Leute geraten nicht in Panik und rufen dir nicht von der anderen Straßenseite aus zu, weil sie den Weg zur Arbeit vergessen haben, einen Weg, den Tom seit 21 Jahren nimmt. Ich musste es gewusst haben, als er sich bei einem Abendessen mit einem neuen Geschäftspartner und dessen Frau nicht mehr an die Namen unserer Kinder erinnerte.

Es war schwer, die Veränderungen zu beobachten. Toms Arbeitsfähigkeit nahm ab, weshalb ihn die Firma entlassen musste. Ich stand vor einem großen Problem. All die Jahre war ich zu Hause gewesen und hatte mich um unsere beiden Kinder gekümmert, jetzt musste ich mir eine bezahlte Arbeit suchen. Anfangs konnte Tom noch alleine bleiben, später stellte sich heraus, dass ich mich nicht auf ihn verlassen durfte. Wir versuchten es mit einer Tagespflegestätte, aber die Leute dort waren sehr viel älter als er; es war schrecklich. Zum Glück erbot sich ein Nachbar, ein Rentner, ins Haus zu kommen und täglich ein paar Stunden mit Tom zu verbringen. Sie kommen sehr gut miteinander aus. Ich dagegen kann mich nur mühsam mit Tom unterhalten und seine Gegenwart nur schwer ertragen. Er erzählt den Leuten, ich hätte ihn eingesperrt und ihm alle seine Sachen weggenommen. Wenn ich nach einem langen Arbeitstag nach Hause kam, stellte er mir immer die gleichen Fragen: „Wo sind meine Schlüssel?“, „Was hast du mit meinem Auto gemacht?“ Er wurde sehr wütend und befahl mir, sein Haus zu verlassen. Ich hoffte inständig auf eine Besserung, aber vergeblich. Besserung bedeutet, dass es Tom schlechter gehen muss, oder schlimmer noch, dass er stirbt. Der Gedanke macht mich ganz krank. Ich könnte mich augenblicklich erbrechen. Wenn ich einmal anfange zu weinen, kann ich sicher nicht mehr aufhören!

Eine Freundin erzählte mir, sie habe gehört, eines der Altenheime am Ort böte eine Selbsthilfegruppe an. Mehr noch, sie begleitete mich dorthin, wohl wissend, dass ich mich alleine niemals dazu entschließen würde. Es war interessant, den Leuten zuzuhören, wie sie über Validation sprachen und wie Angehörige Validation einsetzen können. Ich lauschte interessiert, und manches von dem Gesagten fing an, für mich einen Sinn zu ergeben. Dabei begriff ich, dass ich mir selbst die Aufgabe gestellt hatte, die ganze Situation zu verbessern. Völlig automatisch hatte ich geglaubt, ich trüge die Verantwortung für das Wohlergehen aller, für das Wohlbefinden von Tom, für das unserer Kinder, für alles und jedes, ja selbst für meinen eigenen Zustand. Langsam wurde mir klar, dass ich mich von dem Gedanken, ich könnte die Sache wieder in Ordnung bringen, verabschieden und von diesem Gefühl befreien musste. Indem ich versuchte, die Sache in Ordnung zu bringen, wollte ich das Ruder in die Hand nehmen, um die Krankheit zu besiegen. Das wird mir aber nicht gelingen. Ich kann nur lernen, Tom in seinem Schmerz oder seiner Wut gelassen zur Seite zu stehen, ohne mich gegen die Situation aufzulehnen. Mehr bleibt mir offenbar nicht zu tun.

Ein paar Tage danach fuhr ich mit Tom zur Tankstelle. Es war entsetzlich! Seine Fahrtüchtigkeit nahm rapide ab, das war nicht zu übersehen. Er schaffte es nur mit allergrößter Mühe, die Zapfsäule zu finden. Er war völlig überfordert und verwirrt. Da wurde er wütend, stieg aus dem Auto, fing an zu brüllen und gegen den Wagen zu treten. Die Leute starrten uns an. Trotzdem stieg auch ich aus und versuchte, ihn zu validieren. Ich formulierte seine Äußerungen um, wobei ich meine Stimme und meine Empfindungen Toms anglich. Endlich beruhigte er sich und sah mich an. Als wir wieder im Wagen saßen, fing Tom an zu weinen. Zum ersten Mal teilte er mir mit, wie er sich fühlte. Wie viel Angst er hat, wie schrecklich es ist, bei Dingen zu versagen, die ihm früher leicht fielen. Ich konnte ihm Fragen stellen wie: „Wann ist es am schlimmsten? Was macht dir solche Angst? Wann hast du keine Angst?“ Hinterher fühlten wir uns beide besser. Ich glaube, er war erleichtert, dass er mir das alles erzählen konnte. Ich musste nichts weiter tun. Ich hörte meinem Mann zu und respektierte ihn. Ich hatte einen Zugang gefunden, zumindest für den Augenblick.

Ihren Mann Tag für Tag ein Stückchen mehr verlieren

Die Situation

Meiner Meinung nach ist mit der früh einsetzenden Alzheimer-Krankheit schwieriger umzugehen als mit spät einsetzender. Sie ist ein unbeeinflussbarer, unaufhaltsamer, degenerativer Prozess. Die Krankheit ist im ersten Stadium besonders grausam, wenn nämlich die betroffene Person sehr genau registriert, dass sie ihre kognitiven Fähigkeiten verliert. Es mag sich anfühlen wie eine von den Zehen aufsteigende Lähmung, die man bei vollem Bewusstsein an sich beobachtet. Hilflos zuschauen zu müssen, wie Ihr Mann dies durchleidet, ist herzzerreißend. Ihnen obliegt nicht nur die Betreuung Ihres Ehemanns, Sie müssen darüber hinaus auch die Rolle der Haupternährerin übernehmen. Das erfordert außerordentlich viel Stärke, Flexibilität und Mut.

Das Problem

Wie Louise in der obigen Geschichte müssen auch Sie begreifen, dass Sie die Erkrankung nicht beherrschen und den Niedergang nicht verhindern können. Diese Erkenntnis ist wichtig und wichtig ist es, einen Weg zur Akzeptanz des Verlusts zu finden, ihn Schritt für Schritt zu beschreiten. Versuchen Sie, die hochkommenden Gefühle von Zorn, Frustration, Schmerz und Trauer nicht zu verleugnen. Geben Sie diesen Gefühlen Raum. Halten Sie sich vor Augen, dass der Umgang damit viel Energie kostet. Es ist also kein Wunder, wenn Sie in dieser Zeit erschöpfter sind als sonst.

Validation

Erster Schritt: Zentrieren Sie sich; atmen Sie tief durch und lockern Sie Ihre angespannte Muskulatur. Denken Sie an Ihr Ziel: Sie wollen einen Weg finden, mit Ihrem Mann zu kommunizieren und eine vertrauensvolle, intime Beziehung aufbauen.

Zweiter Schritt: Beobachten Sie Ihren Mann; finden Sie mit Hilfe von Übernehmen und Spiegeln zu einer empathischen Haltung.

Dritter Schritt: Passen Sie genau auf, was Ihr Mann sagt, und versuchen Sie zu erkennen, was Ihren Mann im Augenblick bewegt. Vergessen Sie die Ereignisse von gestern und denken Sie nicht besorgt an morgen. Bleiben Sie im Moment.

Tom: „Was hast du mit meinem Autoschlüssel gemacht?"

Sie: „Wann hast du ihn zum letzten Mal in der Hand gehabt?"

Tom: „Gestern. Ich hab' ihn ans Schlüsselbrett gehängt, jetzt ist er weg."

Sie: „Fehlt dir sonst noch etwas?"

Tom: „Ja, jetzt wo du es erwähnst, mein guter Füller ist weg und mein Ausweis für die Firma auch."

Sie: „Soll ich mal nachschauen?"

Tom: „Ja, bitte, gerne."

Sie: (nachdem Sie seine Jackentaschen durchsucht haben) „Es muss dich verrückt machen, die Sachen nicht bei dir zu haben."

Tom: „Du hast ja so recht. Ich habe das Gefühl, dass alle Sachen, die ich irgendwo ablege, aufstehen und abhauen."

Sie: „Was fehlt dir am meisten?"

Tom: „Jeden Tag zur Arbeit gehen. Dinge regeln."

Sie: „Du warst immer stolz auf deine Fähigkeit, die Dinge gut zu regeln. Erinnerst du dich an den Verkehrsunfall damals? Alle waren fürchterlich aufgeregt, nur du hast die Ruhe bewahrt."

Tom: „Stimmt. Ich habe die Polizei verständigt und dann die Leute gebeten, ihre Aussagen zu notieren. Als die Beamten eintrafen, war die Sache organisiert."

Sie: „Du warst wunderbar."

Tom: „Du bist auch wunderbar. Was täte ich nur ohne dich?"

Sie: „Ich liebe dich, Tom. Egal was kommt."

(Sie umarmen sich.)

Tom spricht viele verschiedene Themen an: Seine persönliche Identität ist eng verbunden mit seiner Fähigkeit, Ordnung zu halten und Dinge gut zu regeln. Ein Auto oder Autoschlüssel können Symbole für Männlichkeit sein. Wenn er häufig über sein fehlendes Auto klagt, kann das heißen: „Ich vermisse es, ein Mann zu sein." Die

Tatsache, dass er seinen Firmenausweis, seinen guten Füller und sein Auto vermisst, würde mir den Gedanken nahe legen, dass ihm seine Arbeitsunfähigkeit derzeit am meisten zu schaffen macht. Er kann nicht arbeiten – das ist die Realität. Wenn es Ihnen gelingt, ihm eine Möglichkeit zu verschaffen, Dinge zu regeln oder ihn an Momente zu erinnern, in welchen er das in der Vergangenheit tat, so dass er sie wiedererleben kann, so hilft ihm das vielleicht, seinen Schmerz und seine Frustration zu lindern. Wenn es Ihnen gelingt, den tieferen Sinn seiner Äußerungen zu entschlüsseln, können Sie vermutlich mehr Empathie aufbringen und Wege ausfindig machen, die Toms Verlangen nach Identität stillen. Das Problem mit dem Autoschlüssel tritt dann in den Hintergrund.

Entwickeln Sie ein Unterstützungssystem für sich selbst. Denken Sie dabei nicht nur an logistische Erfordernisse (Tagespflege, Haushaltshilfe, ambulante Pflegedienste), sondern auch an die Befriedigung Ihrer eigenen emotionalen Bedürfnisse. Vielleicht ziehen Sie die Teilnahme an einer Angehörigenselbsthilfegruppe in Betracht. Bitte erkundigen Sie sich bei der örtlichen Alzheimer-Gesellschaft nach entsprechenden Angeboten.

Versuchen Sie, positive Kontaktmomente zu finden. Solche Momente können sich ergeben, wenn Sie sich gemeinsam an vergangene Zeiten erinnern oder davon sprechen, wie sich Ihr Mann derzeit fühlt. Öffnen Sie sich für seine Gefühle, offenbaren Sie Ihre eigenen, das wird sie einander näherbringen; es sind Momente der Intimität und Verbundenheit. Fühlen Sie sich empathisch in seine Gefühle ein. Eine Umarmung, ein Kuss, warmer und liebevoller Blickkontakt und freundliche Bemerkungen sind Kleinigkeiten, die Ihnen beiden guttun. Nähren Sie liebevolle Gefühle für Ihren Mann, das wird Ihre Bürde erleichtern.

Schlussgedanken

Immer wieder habe ich empfohlen, sich auf die Bedürfnisse und Gefühle Ihres Familienmitglieds zu konzentrieren und die eigenen beiseite zu lassen. Ich weiß, dass viele Leserinnen und Leser inzwischen am liebsten aufschreien würden: „Und ich? Was ist mit meinen Bedürfnissen?" Sie können die eigenen Bedürfnisse nicht endlos sublimieren. Klar: Ihre Bedürfnisse sind wichtig, Ihre Gefühle müssen ausgedrückt werden. Sie müssen an sich selbst denken, der persönlichen Seelenhygiene einen hohen Stellenwert einräumen. Aber weil Ihr desorientiertes Familienmitglied nicht mehr fähig ist, mit Ihren Bedürfnissen umzugehen, müssen Sie dafür einen anderen, geeigneteren Ort ausfindig machen.

Sie können nicht den lieben langen Tag validieren. Wählen Sie geeignete Augenblicke für aktives Zuhören und empathisches Einfühlen. Bemühen Sie sich in der verbleibenden Zeit um eine respektvolle, normale Beziehung.

Validation ist keine universelle Antwort für alle desorientierten alten Menschen und deren Angehörige. Sie ist nicht für jede Situation geeignet. Validation ist kein „Zauberstab". Sie wirkt vielleicht in einer Situation nicht, in einer anderen möglicherweise durchaus. Wenn beim Validieren immer Ihr Herz dabei ist, wenn Sie respektvoll und fürsorglich bleiben, wird Validation nie schaden, weder Ihnen noch Ihrem Familienmitglied. Validation ist immer einen Versuch wert.

Anhang

Verschiedene, besonders für Angehörige geeignete Projekte und Anregungen der AVO's (Autorisierte Validationsorganisationen)

Angehörigenselbsthilfegruppe – Country Meadows, Pennsylvania, USA

Familien, die mit den Schrecken der durch die Alzheimer-Krankheit hervorgerufenen kognitiven Verluste kämpfen, begreifen sehr bald, dass diese Erkrankung nicht nur den nahestehenden Menschen beeinträchtigt, sondern alle Personen, die ihn lieben und betreuen. Solche Familien stehen am Beginn eines langen, oft schmerzlichen, niederschmetternden Weges, der mit tiefgreifenden Verlusten und Leid verbunden ist. Die Nachricht, dass ein geliebter Mensch Demenz hat, ist wie ein tödlicher Stich ins Herz. Sie werden ein ständiges Auf und Ab Ihrer Gefühle erleben, während Sie beobachten, wie das Licht des Menschen, der Ihnen lieb ist, langsam verlöscht. Eine Angehörigenselbsthilfegruppe für Validation beginnt meist wie ein Validationsanwenderkurs. Die Teilnehmenden bekommen die gleichen Einführungen in die Grundlagen, Grundprinzipien, Theorien und Techniken der Validation. Schon bald entsteht eine enge, auf gegenseitiges Verständnis und Vertrauen gründende Gruppenbindung. Trotz unterschiedlicher Lebensumstände und Familiensituationen kennen alle Mitglieder das Gefühl, einen großen Verlust zu erleiden, sie alle teilen die Gefühle von Trauer, Verzweiflung, Ärger und Wut.

Die Angehörigenselbsthilfegruppe konzentriert sich vor allem auf die nachfolgenden sechs Punkte. Zentrieren: Zentrierungsübungen sind für Familienangehörige von entscheidender Bedeutung. Wer von starken Gefühlen überwältigt wird, dessen Fähigkeit, Empathie zu entwickeln, ist eingeschränkt. Die in Angehörigen ausgelösten Empfindungen können, meist, ein großes Hindernis sein. Deshalb werden Zentrierungsübungen gelehrt und zur täglichen Übung empfohlen. Dabei wird pflegenden Angehörigen auch vermittelt, wie sie sich davor schützen können, „kalt erwischt" zu werden; ein überaus wichtiger Punkt. Sie entwickeln die Fähigkeit, jederzeit für alles bereit zu sein. Sie können dann besser mit Trauer, Niedergeschlagenheit, Wut, Freude, Liebe etc. umgehen. Ein Beispiel: Die Mutter einer Teilnehmerin konnte passiv und ruhig sein, in der nächsten Minute, ohne Vorwarnung, war sie gereizt und verärgert. Oft beschuldigte sie ihre Tochter, Geld oder ihre Sachen zu stehlen. Als die Tochter noch nicht gelernt hatte, sich zu zentrieren, berührten die Worte und Handlungen ihrer

Mutter sie peinlich und verletzten sie zutiefst. Als sie die Zentrierungsübungen beherrschte, gelang es ihr, die Worte nicht in ihrem Innern zu bewahren, sondern mit der Wut ihrer Mutter deren Verluste zu bearbeiten.

Tagebuchschreiben: Die schöne Kunst, mit Stift und Papier umzugehen, ist ja keineswegs neu. Tagebuchschreiben ist und war schon immer ein sehr effektives Instrument, wenn es galt, tief verborgene Gefühle ans Licht zu befördern. Der Akt des Schreibens kann eine breite Schneise schlagen zu dem verborgenen Ort in unserem Innern, an dem sich Schmerz und Zweifel eingenistet haben. Die Mitglieder der Gruppe werden gebeten, über die Besuche bei ihrer oder ihrem Angehörigen Tagebuch zu führen. Sie sollen aufschreiben, was geschehen ist, wie das Familienmitglied reagiert hat und welche Validationstechniken sie eingesetzt haben. Dann erfolgt die Bitte, die von der Situation ausgelösten Gefühle in ihrem Innern zu benennen. Das schriftliche Berichten über diese Gefühle verschafft den Betroffenen eine gewisse Distanz und erlaubt einen frischen Blick auf die Situation. Die Teilnehmenden werden ermutigt, ihre Tagebucheinträge der Gruppe vorzulesen. Das führt in den meisten Fällen zu weiteren Gesprächen, Erkenntnissen und neuen Perspektiven.

Rollenspiel: Um problematische Situationen wieder aufleben zu lassen und den tieferen Sinn einer Begegnung zu erfassen ist vor allem das Rollenspiel, oder das Ausagieren einer Situation, hervorragend geeignet. Die meisten Menschen schlüpfen zum ersten Mal „in die Haut eines anderen“. Die meisten haben sich nie in die Gedanken und Empfindungen anderer eingefühlt. Im Rollenspiel erleben sie die Welt des Anderen mit dessen Augen und Ohren. Die Gruppenmitglieder berichten häufig, dass ihnen das Rollenspiel, entweder als Akteure oder als Zuschauende, geholfen habe, den „Empathiesinn“ zu entwickeln. Es gelang ihnen, den tief im Innern der anderen Person verborgenen wunden Punkt zu treffen. Durch Rollenspiel haben viele am eigenen Leib erfahren, was Validationstechniken bewirken oder nicht bewirken können.

„Du kannst die Sache nicht in Ordnung bringen, und das ist in Ordnung“: Diese im Grunde recht simple Denkweise ist dennoch eine der am schwersten zu akzeptierenden Vorstellungen; fast alle Angehörigen, Validationsanwenderinnen und Validationsanwender haben damit Probleme. Aufgrund unserer Sozialisation meinen wir, die Dinge in Ordnung bringen zu müssen und regeln zu können. Es ist wie eine kollektive Gehirnwäsche. Wir sind konditioniert zu glauben, eine Sache wäre nicht effektiv, sofern sie nicht umgehend irgendeine positive Veränderung auslöst. Wir alle wollen dieses „Schau, was ich gemacht habe!“-Gefühl. Wenn Angehörige begreifen, dass alte Menschen den „Bring-mich-in-Ordnung-Modus“

hinter sich gelassen haben, öffnet sie dies oftmals für wirklich unglaubliche Leistungen. Es gelingt ihnen nun, die Bedürfnisse, Träume, Verletzungen, Ängste etc. des Gegenüber wahrzunehmen, ohne das Verlangen zu spüren, eine Lösung zu präsentieren oder die Sache in Ordnung zu bringen. Manchmal fallen die einfachsten Dinge am schwersten. Erfolg muss neu definiert werden als die Fähigkeit, einen Augenblick die Seele des anderen Menschen zu erreichen, und dann diesen Moment zum Abschluss zu bringen, mit einem Lächeln, einem Lied, einer Berührung, einem Tanz, vielleicht auch nur mit dem Satz: „Darf ich mich ein andermal wieder mit dir unterhalten?“ Wenn Sie wissen, dass eine Verbindung zustande gekommen ist, dass Sie Teil seiner Welt geworden sind, waren Sie erfolgreich.

Empathie: Es ist gar nicht so einfach, empathisch zu sein! Manchen Angehörigen gelingt es nur unter großen Mühen, Empathie zu entwickeln. Wasser in Wein zu verwandeln fiele ihnen leichter! Oft werden alle guten Vorsätze von „Familienkram“ durchkreuzt, von Geschichten, die Jahre, Jahrzehnte, ja sogar Jahrhunderte zurückliegen. Es ist ein erstaunliches Phänomen, dass die Rollen und Rivalitäten jüngerer Tage im höheren Alter wieder lebendig werden und die Ansichten und das Verhalten Erwachsener beeinflussen. Obwohl es eine Herausforderung ist, Familienmitgliedern dabei zu helfen, ein empathisches „Ohr“ zu entwickeln, kann es auch eine große Belohnung sein. Gleich zu Beginn müssen sie eines tun, nämlich ihre Richterroben ablegen. Sie müssen schrittweise begreifen, dass Empathie nicht bedeutet, die Bedürfnisse, Empfindungen und die Realität eines anderen Menschen zu beurteilen, sondern diese lediglich als das zu erfahren, was sie sind. Wenn Angehörige nach und nach mit Gefühlen in Berührung kommen, die sie so lange weggesteckt haben, beginnt für viele ein Stück harter Arbeit. In dieser Phase sind die anderen Gruppenmitglieder sehr hilfreich, weil sie eigene Erkenntnisse, neue Perspektiven und Anregungen weitergeben. Wenn die Leute entdecken, dass alle Familien ihre Schwachstellen haben, begreifen sie, dass es die „perfekte Familie“ nur im Fernsehen gibt. Wie bei alten Menschen auch, verlieren bei den Angehörigen problematische Gefühle langsam an Macht, wenn sie ihnen Ausdruck verleihen können und dabei auf eine aktive Zuhörerschaft treffen. Mit der Zeit können sie zulassen, dass sich die Gefühle des nahestehenden Menschen für eine kleine Weile in ihrem Innern aufhalten. Sie lernen, sich dabei wohl zu fühlen. Kritik weicht einem wachsenden Verständnis. Sie entwickeln ausreichend Stärke und Mut, Eigenschaften, die für die Reise in den Schuhen eines anderen Menschen benötigt werden.

Aus Validationsgruppen für Angehörige ist bereits viel Gutes entstanden. Eine der größten Errungenschaften ist jedoch die Entwicklung eines Mentoren-Programms für neu hinzukommende Gruppenmitglieder. In der Validationsmethode ausgebildete Mentorinnen und Mentoren können auf „Neue“ einen enormen Einfluss haben. Sie bieten ihnen ein Sicherheitsnetz, sind Vertrauensperson und Wegweiser durch das mit einer Form der Demenz einhergehende Chaos. Neue Gruppenmitglieder können sich mit einer Mentorin oder einem Mentor identifizieren, weil diese dasselbe durchgemacht haben. Sie teilen eine gemeinsame Erfahrung: einen Menschen mit Desorientierung zu lieben. Sie zeigen den Angehörigen, dass es ein Leben jenseits der schmerzlichen Momente gibt. Mentorinnen und Mentoren sind lebende Beweise, dass die Validationsmethode ernst genommen werden muss. Die Gruppenmitglieder können sich in der Zeit zwischen den Treffen mit ihren Überlegungen und Fragen an sie wenden. Mentorinnen und Mentoren können die Bemühungen um eine andere innere Einstellung unterstützen, wenn die alten Umgangsformen abgelegt werden müssen. Sie können entscheidend dazu beitragen, die Familienbande zu stärken, die durch den unausweichlichen Prozess des Altwerdens mit Desorientierung übermäßig belastet werden.

Programmangebote des Validationszentrums des Landesvereins der Inneren Mission in der Pfalz e.V. (LVIM)

Ausgangslage: Es gibt in Deutschland schätzungsweise 1,5 Millionen Menschen, die an irgendeiner Form von Demenz leiden, 80% davon leben in Privathaushalten. Sicher ist, dass Menschen mit Demenz enorm viel Betreuung und Zuwendung brauchen, dazu lückenlos beaufsichtigt werden müssen. In zahlreichen Fällen geraten die pflegenden Angehörigen nach einer Weile an die Grenzen ihrer Belastbarkeit, ans Ende ihrer Kräfte, wenn sie nicht gar selbst krank werden. Der Landesverein für Innere Mission in der Pfalz e.V. hat Programme entwickelt, die pflegenden Angehörigen Informationen und Schulungen vermitteln. Mit Hilfe dieser Kurse gelingt es, das Leben sowohl der Pflegenden als auch das der desorientierten Familienmitglieder zu erleichtern und deren Stress zu reduzieren. Die Programme haben erheblichen und positiven Einfluss auf die häusliche Lebensqualität.

1. Notruf: Um dem wachsenden Bedarf an professioneller Hilfe gerecht zu werden, hat die LVIM eine Notrufnummer eingerichtet. Sie geht dabei von einem validierenden Ansatz aus. Seit Juli 2004 haben professionell Pflegende und Laienpflegekräfte in der Region, die desorientierte, hochbetagte Menschen betreuen, die Möglichkeit, sich in akuten Situationen telefonisch beraten und von zertifizierten Validationsanwenderinnen und Validationsanwendern helfen zu lassen.

2. Hausbesuche: Zertifizierte Validationsanwenderinnen und Validationsanwender kommen, nachdem sie sich ausführlich mit den pflegenden Angehörigen unterhalten und Informationen gesammelt haben, ins Haus und nehmen mit der betreffenden hochbetagten Person einen validierenden Erstkontakt auf. Das kann im normalen Alltag geschehen oder in akuten Stresssituationen. Es können noch weitere Besuchstermine zur Validation im häuslichen Umfeld vereinbart werden. Die Situation wird mit den betreuenden Familienmitgliedern eingehend besprochen. Sie bekommen eine Anleitung zur validierenden Interaktion mit der oder dem desorientierten hochbetagten Angehörigen.

3. Dreitägiges Seminar für pflegende Angehörige: Dieses Seminar wendet sich an Personen, die desorientierte sehr alte Menschen betreuen, ihre Pflegebeziehung reflektieren möchten und für neue Erfahrungen offen sind. Themen des Seminars:

- Einführung in die Grundlagen der Validation
- Erklärung der Ursachen für Desorientierung im sehr hohen Alter
- Die Aufarbeitungsphasen nach Naomi Feil
- Die Veränderung der eigenen inneren Einstellung zu hochbetagten Menschen
- Den persönlichen Wohlfühlbereich finden
- Informationen über weiterführende Kurse und Literatur

4. Interaktionstraining für pflegende Angehörige: Während die desorientierte hochbetagte Person von einer erfahrenen, zertifizierten Validationsanwenderin oder einem solchen Anwender in einer Tagesklinik oder einem Pflegeheim erstmals validiert wird, kann das betreuende Familienmitglied an einem Ausbildungsprogramm für Validation teilnehmen. Dabei werden aktuelle Situationen diskutiert und mit der Seminarleitung durchgespielt. Die Seminarleitung (eine zertifizierte Validationslehrerin oder ein zertifizierter Validationgruppenleiter) kann die Laienpflegekraft coachen, d.h. mit ihr zusammen die Interaktionen mit dem desorientierten hochbetagten Familienmitglied trainieren. Beim Seminar werden Gruppenvalidation und Einzelvalidation demonstriert. Pflegende Angehörige lernen auf ihre jeweiligen Bedürfnisse zugeschnittene Coping-Strategien sowie Techniken zur Steigerung ihres Wohlbefindens.

Validationskurse für pflegende Angehörige

In mehreren Ländern bieten zertifizierte Validationslehrerinnen und -lehrer spezielle Kurse für pflegende Angehörige an, die sich auf die praktischen Aspekte der Validation bei sich zu Hause lebender, desorientierter alter Menschen konzentrieren. Allen Teilnehmenden wird empfohlen, an einem ein- oder zweitägigen Einführungs-Workshop für Validation teilzunehmen, um sich über die Grundprinzipien dieser Methode zu informieren. Die anschließenden Treffen finden monatlich statt und dauern etwa zwei Stunden. Sie haben immer den gleichen Ablauf:

- Begrüßungsrunde und Sammlung der später zu besprechenden Themen
- Üben der verschiedenen Zentrierungsmethoden
- Diskussion eines bestimmten Themas und praktischer Umgang (evtl. mit Übungen)
  Beispiele relevanter Themen: Mit validierenden Augen sehen lernen. Den richtigen Abstand finden. Was nicht funktioniert: Der Unterschied zwischen Validation und Ablenkung/Umleitung, Lügen, Realitätsorientierung und anderen Möglichkeiten der Bewältigung. Was ist Desorientierung/Demenz. Die Grundprinzipien von Validation. Spezifische, besonders für zu Hause geeignete Techniken.
- Kaffeepause
- Erfahrungsaustausch und Lösungsvorschläge für die am Beginn des Treffens genannten Probleme.

Ambulante Beratung – Modell Österreich

Die Validationsorganisation Österreich verfügt über eine Liste zertifizierter Validationsanwenderinnen und Validationsanwender, die bereit sind, Hausbesuche zu machen, um pflegende Angehörige zu unterstützen. Die Familien können die Fachkräfte direkt kontaktieren. Die Fachkräfte kommen dann ins Haus und nehmen validierenden Kontakt mit der desorientierten Person auf, entweder im normalen Alltag oder in Krisensituationen. Die Besuche können regelmäßig, zeitlich unbegrenzt stattfinden oder für einen gewissen Zeitraum vereinbart werden. Die Situation wird mit den pflegenden Angehörigen eingehend besprochen. Sie bekommen eine Anleitung zum validierenden Umgang mit dem desorientierten hochbetagten Familienmitglied.

Solche Initiativen sind für pflegende Angehörige äußerst wertvoll. Alle Regionen, alle Länder sollten ein solches Angebot bereithalten. Es sollte überall zur Verfügung stehen, wo desorientierte alte Menschen von Laienpflegekräften bei sich zu Hause betreut werden. Diese relativ kurze Darstellung der Hilfsangebote für pflegende Angehörige ist als Anregung und Unterstützung gedacht.

Zusammenfassung der Validation für pflegende Angehörige

(Merkblatt zum Kopieren)

Validation ist eine Methode zur Kommunikation mit desorientierten Menschen, die an irgend einer Form von Demenz leiden. Sie wurde von Naomi Feil, einer amerikanischen Sozialarbeiterin, entwickelt und im Jahr 1982 erstmals veröffentlicht.

Validation versucht nicht, desorientierte alte Menschen zu verbessern, sie zielt vielmehr auf Veränderung der Pflegenden ab, damit sie sich in die innere Realität ihres Angehörigen einfühlen können. Nur durch eine liebvolle, empathische Beziehung können wir den Kontakt wieder herstellen, oder uns auf neue Art verbinden. Das verleiht unserem Leben und dem Leben unseres desorientierten Familienmitglieds mehr Leichtigkeit und Freude.

Angehörige, die für einen desorientierten, nahestehenden Menschen sorgen, sind nicht nur mit körperlichen Anstrengungen belastet, sondern auch mit einer enormen Bandbreite emotionaler Herausforderungen. Frustration, Ärger, Trauer, Schmerz und Verlust gehören zu den täglichen Erfahrungen. Haben Sie dies alles auf sich genommen, so kann es Ihnen helfen, wenn Sie:

- Ihre eigenen Gefühle erkennen und respektieren;
- die Gefühle und Bedürfnisse des desorientierten Angehörigen erkennen, die deutlich anders sind als Ihre eigenen;
- lernen, sich von Ihren Gefühlen, Wertungen und Sorgen für den kurzen Zeitraum der Validation frei zu machen;
- lernen, wie Sie Ihr Familienmitglied genau beobachten und die nötigen Hinweise finden, um seine persönliche Welt zu erkunden;
- ein Netzwerk zu Ihrer Unterstützung aufbauen, wo Sie Ihre Gefühle ausdrücken, Ihre Erfahrungen teilen und sich neue Anregungen holen können.

Wer Validation anwendet, akzeptiert Menschen so, wie sie im Moment sind, und versucht nicht, sie zu ändern. Ihr desorientiertes Familienmitglied kann nicht mehr so sein wie früher, kann nicht wieder „normal" werden. Es ist die Norm, die sich verändert hat. Akzeptanz fällt schwer, weil akzeptieren auch bedeutet, Abschied zu nehmen von dem geliebten Menschen.

Viele Angehörige glauben, es sei besser, die desorientierte Person „in die Wirklichkeit zurück zu bringen". Das trifft nicht immer zu. Halten Sie sich vor Augen, wie die Realität aussieht, die Sie für den geliebten Menschen herbeiwünschen – eine Realität, in der er wenig wert ist, wenig tun und hervorbringen kann, über wenig Autorität oder Ehre verfügt. Es gibt keine starken Bande, die geeignet wären, Ihr Familienmitglied in der Gegenwart zu halten, die Vergangenheit dagegen übt einen starken Sog aus. Alte Menschen haben andere Bedürfnisse als junge. Was Ihnen wichtig ist, muss Ihrem betagten Angehörigen nicht unbedingt auch wichtig sein. Andere Zeiten und Themen seines Lebens sind ihm vielleicht wichtiger. Er ist mit den Gefühlen früherer Lebensphasen beschäftigt. Dinge, die er jahrlang fest unter Verschluss gehalten hat, kommen nun hoch und verlangen Beachtung. Er drückt seine Gefühle aus, weil es weh tun, sie weiter in seinem Innern zu verschließen. Sie helfen ihm am meisten, wenn Sie ihn ausdrücken lassen, was immer nach Ausdruck verlangt.

Die vier Phasen der Aufarbeitung beschreiben einen Prozess des Rückzugs aus dem „Hier und Jetzt", von den Mitmenschen, vom Alltagsgeschehen und von der Umgebung. Es handelt sich dabei um einen Überlebensmechanismus und das bedeutet nicht anderes als das tiefe Bedürfnis, sich in die Vergangenheit zurückzuziehen, früher Erlebtes wiederzuerleben, zu lindern und aufzuarbeiten. Unsere Realität hat zur Befriedigung dieser Bedürfnisse wenig anzubieten. Wahr ist vielmehr, dass unsere Realität sehr alte Menschen veranlasst, sich noch stärker zurückzuziehen.

Kurzfassung der einzelnen Validierungsschritte

(Merkblatt zum Kopieren)

Zentrieren Sie sich

Beobachten Sie

Suchen Sie den angemessenen Abstand

Stellen Sie Empathie her

Setzen Sie angemessene verbale Techniken ein

- Stellen Sie offene Fragen: wer, was, wo, wann oder wie
- Formulieren Sie das Gesagte um, verwenden Sie Schlüsselworte
- Fragen Sie nach dem Extrem
- Erinnern Sie sich gemeinsam an vergangene Zeiten
- Suchen Sie einen vertrauten Bewältigungsmechanismus
- Setzen Sie den bevorzugten Sinn ein

Setzen Sie angemessene nonverbalen Techniken ein

- Spiegeln Sie
- Stellen Sie echten Blickkontakt her
- Berühren Sie und setzen Sie verankerte Berührung ein
- Sprechen Sie mit klarer, warmer Stimme
- Beobachten Sie, passen Sie sich an und drücken Sie das Gefühl mit Gefühl aus
- Setzen Sie Mehrdeutigkeit ein
- Verknüpfen Sie das Verhalten mit dem Bedürfnis
- Setzen Sie Musik und Singen ein

Beenden Sie das Gespräch mit einer positiven Bemerkung

Zentrierungsübungen

Ziel einer jeden Zentrierungsübung ist ein Zustand der Aufnahmebereitschaft und Tatkraft. Sie räumen dabei Ihre eigenen Gedanken und Gefühle aus dem Weg, Sie sind bereit, empathisch zu sein und sich in die Welt der anderen Person hineinzubegeben. Die folgenden Übungen sind geführte Fantasiereisen. Sie bedienen sich Ihres Vorstellungsvermögens, um Ihren körperlichen und geistigen Zustand zu verändern.

Bei allen nun folgenden Übungen stehen oder sitzen Sie und stellen die Füße dabei schulterbreit auseinander, fest auf den Boden. Spüren Sie den Boden unter Ihren Füßen; Schuhe mit hohen Absätzen werden gegebenenfalls abgelegt. Schließen Sie die Augen. Atmen Sie tief und entspannt in den Bauch ein und aus. Erzwingen Sie nichts. Gehen Sie im Geist durch Ihren Körper und lockern Sie die Muskulatur – besonders an den meist verspannten Stellen: Schultern, Hände, Gesicht, Bauch, Nacken. Wenn Sie sich entspannt fühlen, Ihr Atem gleichmäßig und tief ist, können Sie anfangen.

Zentrieren mit einer Farbe

Denken Sie an eine Farbe, die Ihnen ein gutes Gefühl vermittelt. Ein Gefühl der Stärke, Aufnahmebereitschaft oder das Gefühl, allen Anforderungen des Lebens gewachsen zu sein.

Stellen Sie sich Ihre Umgebungsluft in dieser Farbe vor, so dass Sie bei jedem Atemzug die Farbe einatmen. Mit jedem Einatmen strömt diese energiespendende Farbe in Ihren Körper, mit jedem Ausatmen breitet sich die Farbe im Inneren Ihres Körpers aus und füllt ihn mit Aufnahmebereitschaft und Tatkraft. Mit jedem Atemzug breitet sich die Farbe weiter aus. Ihr inneres Auge beobachtet, wie sich die Farbe in Ihrem Rumpf ausdehnt, in die Beine strömt, in die Füße und in jede einzelne Zehe.

Folgen Sie der Farbe beim nächsten Atemzug durch die Schultern, die Arme und Hände: Sie sehen, wie die Farbe Ihre Finger bis zu den Fingerspitzen füllt. Der nächste Atemzug führt die Farbe in Ihren Kopf; sie füllt ihn ganz aus. Stellen Sie sich nun einfach vor, wie die Farbe, die Ihren ganzen Körper durchdringt, mit jedem Atemzug strahlender wird. Wenn Sie das Gefühl haben, die Farbe maximal verstärkt zu haben, kommen Sie in das „Hier und Jetzt“ zurück. Öffnen Sie die Augen.

Zentrieren mit einer Berührung

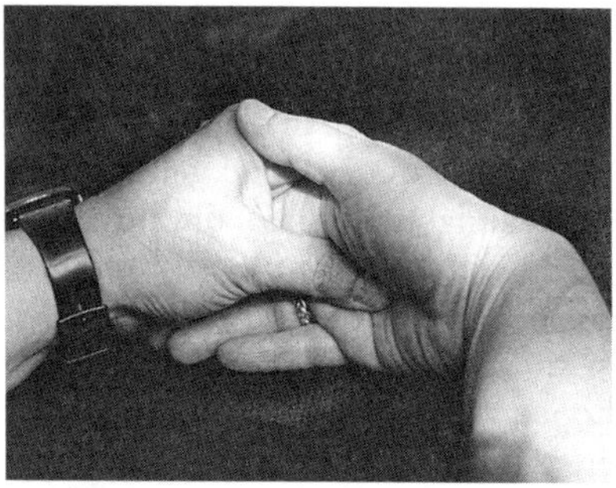

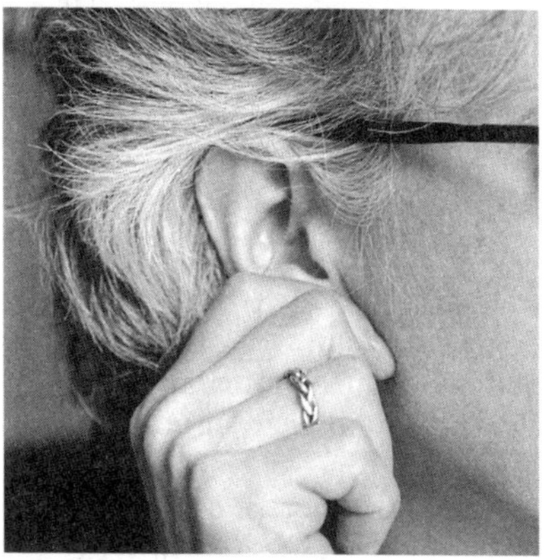

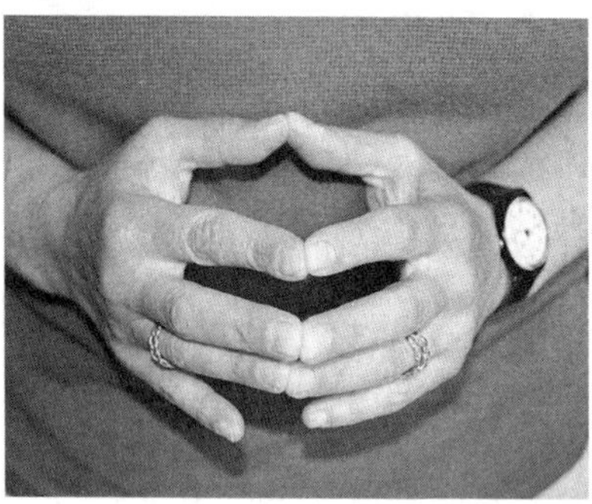

Abbildung 14 bis 16: Beispiele für Berührungs-Anker

Wählen Sie vor Beginn der Übung eine bestimmte Berührung, die Sie als Anker einsetzen können. Ein Anker, in diesem Zusammenhang, ist eine Verbindung zwischen einem mentalen Zustand und einer körperlichen Empfindung, ein Band – es bewirkt, dass sich bei der Berührung automatisch der gewünschte mentale Zustand einstellt. Ich z.B. fasse meine rechte Hand mit der linken, der Daumen berührt die Handfläche in der Mitte. Das ist mein „Anker". Andere Menschen verschränken die Arme, die Finger berühren dabei die Ellbogen, andere kneifen sacht ein Ohrläppchen (Abb. 14 bis 16). Wählen Sie eine individuelle Berührung, eine, die problemlos überall auszuführen ist.

Wenn Sie ganz ruhig geworden sind und gleichmäßig und tief atmen, stellen Sie sich in einer besonders glücklichen Situation vor. Wählen Sie eine reale Situation, in der Sie sich tatsächlich stark, aufnahmebereit und tatkräftig gefühlt haben. Sie sind allen Lebenslagen gewachsen. Sie sind im Vollbesitz Ihrer Kräfte und höchst aufgeschlossen. Halten Sie sich die Situation und das Geschehen sehr deutlich vor Augen. Achten Sie auf die Umgebung, die Empfindungen, lauschen Sie den Geräuschen. Ist es warm hier oder kühl? Weht der Wind oder spüren Sie die Stille? Spüren Sie, wie offen Ihr Herz ist. Wenn dieses Gefühl nicht mehr zu steigern ist, führen Sie die gewählte Berührung durch, üben Sie einen gewissen Druck aus, zählen Sie nun bis zehn und entspannen Sie sich in der gleichen Position. Wenn

Sie bereit dazu sind, kommen Sie in die Gegenwart zurück. Öffnen Sie die Augen.

Zentrieren mit einem Geräusch

Denken Sie an ein Geräusch oder eine Melodie, das oder die Ihnen ein Gefühl der Weite und der Stärke vermittelt, Ihnen Quellen der Kraft eröffnet. Das kann eine Stimme sein, ein Geräusch aus der Natur oder ein bestimmtes Musikstück. Hören Sie im Geist das Geräusch. Stellen Sie sich das Geräusch vor, stimmen Sie sich auf das Geräusch ein und auf die Gefühle, die es hervorruft. Hören Sie, wie es in Ihrem Körper widerhallt. Bringen Sie sich mit dem Geräusch in Einklang. Spüren Sie der Stärke nach, die aus Ihrem Inneren kommt, und öffnen Sie sich neuen Möglichkeiten. Sie werden allen Lebenslagen gewachsen sein. Sie sind bereit. Wenn Sie soweit sind, kommen Sie in die Gegenwart zurück. Öffnen Sie die Augen.

Jede Übung knüpft an einen bevorzugten Sinn an: Hören, Sehen oder kinästhetisches Empfinden. Wählen Sie den Sinn, der Ihnen am besten entspricht und üben Sie täglich etwa 5 Minuten. Sie werden feststellen, dass Ihnen die Übung nach etwa einer Woche leichter fällt; Sie werden sich recht schnell zentrieren und Ihre Tatkraft fühlen können. Das kann Ihrem Alltagsleben sehr zugute kommen, wann immer es gilt, Stresssituationen zu meistern.

Adressen (Autorisierte Validationsorganisationen und Alzheimer-Gesellschaften)

Informationen über Validation:
Websites:
www.vfvalidation.org
www.validation-eva.com

In Deutschland
validation@lvim-pfalz.de
dirk.mueller@unionhilfswerk.de

In Österreich
Andrea.Stoeckl@w.roteskreuz.at
avo@asb.or.at
inca@inca-kompetenz.at
validation@caritas-wien.at

In der Schweiz
Für deutschsprachige Gebiete:
m.richter@adullam.ch

Information über die Alzheimer-Krankheit
www.alzheimerforum.de
Diese Site richtet sich besonders an Angehörige und bietet viele Informationen über die Erkrankung und über Selbsthilfegruppen.

www.alzheimer-forschung.de
Diese Site informiert über die neuesten Forschungsergebnisse auf dem Gebiet der Alzheimer-Krankheit.

www.deutsche-alzheimer.de
Diese Site bietet allgemeine Informationen und viele Links zu lokalen Projekten und Vorträgen.

Literatur

Alzheimer, A. (1907): Über eine eigenartige Erkrankung der Hirnrinde. In: Allgemeine Zeitschrift für Psychiatrie 64, 146–148

Alzheimer, A., Nissl, F. (1904–1918): Histologische und histopathologische Arbeiten über die Großhirnrinde. 6 Bde. G. Fischer, Jena

Atkinson, R., Atkinson, R., et al. (1993): Introduction to Psychology, 11th edition, Harcourt Brace Jovanovich

Diemen, R., van de, Nieuwegiessen, C. van de (1995): Met één been aan de andere kant. Uitgeverij Intro, Nijkerk

Falkai, P., Wittchen, H.-U. et al. (Hrsg.) (2015): Diagnostisches und Statistisches Manual Psychischer Störungen. DSM-5®. Deutsche Ausgabe. Hogrefe, Göttingen

Feil, N., de Klerk-Rubin, V. (2020): Validation in Anwendung und Beispielen. Der Umgang mit verwirrten alten Menschen. 8. Aufl. Ernst Reinhardt, München

Feil, N., de Klerk-Rubin, V. (2016): Validation. Ein Weg zum Verständnis verwirrter alter Menschen. 11. Aufl. Ernst Reinhardt, München

World Health Organization (1992): The ICD-10 Classification of Mental and Behavioural Disorders. Genf; deutsch: https://www.dimdi.de/dynamic/de/klassifikationen/downloads/?dir=icd-10-who

Weitere Medien

Feil, N. (2016): „Sie haben meinen Ring gestohlen". Mit Validation verwirrten alten Menschen helfen. Audio-CD, gesprochen von Naomi Feil. Ernst Reinhardt, München

Feil, E. G. (2018): Was ist Validation? Kommunikation mit verwirrten alten Menschen. Mit Naomi Feil und Vicki de Klerk-Rubin. Video-DVD. Ernst Reinhardt, München

Danksagung

Ich danke Deb Kunkel und den vielen pflegenden Angehörigen, mit denen sie arbeitet, dass sie mir ihre persönlichen Geschichten erzählt haben. Besonders möchte ich Dr. R. J. Peters, Bernice Wollman und Piet de Klerk für ihren fachlichen Rat und ihre Mithilfe danken, dieses Buch noch besser zu machen.